基于基本形式化本体的本体构建
Building Ontologies with Basic Formal Ontology

原　　著　Robert Arp　Barry Smith　Andrew D. Spear
主　　译　朱　彦　何勇群
主　　审　郑　捷　李晓瑛　杨啸林

支持单位　中国中医科学院中医药信息研究所
　　　　　国家人口健康科学数据中心
　　　　　University of Michigan Medical School Global REACH
　　　　　（密西根大学医学院 Global REACH）

人民卫生出版社
·北　京·

图书在版编目（CIP）数据

基于基本形式化本体的本体构建 /（美）罗伯特·阿普（Robert Arp）原著；朱彦，何勇群主译 . -- 北京：人民卫生出版社，2020.9

ISBN 978-7-117-30480-1

Ⅰ.①基… Ⅱ.①罗… ②朱… ③何… Ⅲ.①生物信息论 - 应用 - 医学 Ⅳ.①R

中国版本图书馆 CIP 数据核字（2020）第 177598 号

人卫智网	**www.ipmph.com**	医学教育、学术、考试、健康，购书智慧智能综合服务平台
人卫官网	**www.pmph.com**	人卫官方资讯发布平台

图字号：01-2017-6565

基于基本形式化本体的本体构建
Jiyu Jiben Xingshihua Benti de Benti Goujian

主　　译：朱　彦　何勇群
出版发行：人民卫生出版社（中继线 010-59780011）
地　　址：北京市朝阳区潘家园南里 19 号
邮　　编：100021
E - mail：pmph @ pmph.com
购书热线：010-59787592　010-59787584　010-65264830
印　　刷：北京铭成印刷有限公司
经　　销：新华书店
开　　本：710 × 1000　1/16　印张：14
字　　数：259 千字
版　　次：2020 年 9 月第 1 版
印　　次：2020 年 10 月第 1 次印刷
标准书号：ISBN 978-7-117-30480-1
定　　价：118.00 元

打击盗版举报电话：010-59787491　E-mail：WQ @ pmph.com
质量问题联系电话：010-59787234　E-mail：zhiliang @ pmph.com

主　译　朱　彦　何勇群

主　审　郑　捷（宾夕法尼亚大学）

　　　　李晓瑛（中国医学科学院医学信息研究所）

　　　　杨啸林（中国医学科学院基础医学研究所）

译校者（按姓氏笔画排序）

　　　　万　灵（南京昂吉网智网络科技有限公司）

　　　　王　松（中国中医科学院中医药信息研究所）

　　　　王亚楠（中国中医科学院中医药信息研究所）

　　　　邓雅文（中国中医科学院广安门医院）

　　　　朱　玲（中国中医科学院中医药信息研究所）

　　　　朱　彦（中国中医科学院中医药信息研究所）

　　　　乔幸潮（中国中医科学院中医药信息研究所）

　　　　刘　萌（上海交通大学生命科学技术学院）

　　　　李　捷（中国中医科学院中医药信息研究所）

　　　　李明喆（北京中医药大学）

　　　　何勇群（密西根大学医学院）

　　　　余　红（贵州省人民医院,贵州大学医学院）

　　　　张雨琪（中国中医科学院中医药信息研究所）

　　　　张璐璐（中国医学科学院基础医学研究所）

　　　　潘虹洁（中国医学科学院基础医学研究所）

本体:广谱的知识集成工具

BFO：起源

本书于 2015 年首次出版,主要面向生物信息和生物医学信息领域的读者。本书反映了(大致)从人类基因组计划(Human Genome Project, HGP)完成以来,本体如何成为生物信息学和生物医学信息学工具集的一个既定部分。众所周知,HGP 成功推动了生物学和临床科学向信息驱动学科的转变,并促进了"蛋白质组学""连接组学"和"毒性药物基因组学(toxiocopharmacogenomics)"等一系列新学科的诞生。

显然,科学研究的对象不只限于人类基因组学,也涉及小鼠、果蝇等"模式生物"的基因组学。而这些基因组与人类基因组之间惊人的相似性,使得我们能基于模式生物的实验结果得出相应的结论来理解人类健康和疾病。但要实现这一点,必须创建一个受控词表,以物种中立的方式描述模式生物的特征(salient features),并用词表中的术语来标记重要生物的生物序列数据。1998年诞生于蒙特利尔一家旅店酒吧的基因本体(Gene Ontology, GO)[①],就是基于这样目的建立的词表。

自此,GO 成为新老基因组数据之间的中介——新基因组数据是指只有通过计算机才能访问的数据,而我们所认为的"老生物数据"则是基于自然语言使用诸如"细胞分裂""线粒体"或"蛋白质结合"等术语来表示。很快,GO 所取得的成功及其所具备的实用性,也推动了 GO 未涵盖领域的本体创建,如细胞类型,蛋白质,解剖学和疾病等,这些本体都归属于开放生物医学本体(Open Biomedical Ontologies, OBO)名下。然而,从 2003 年左右开始,发现需要确立一个共同的形式化结构来将这些本体整合到一起。于是,基本形式化本体(Basic Formal Ontology, BFO)应时而生。

这导致开放式生物和生物医学本体工场 [Open Biological and Biomedical Ontologies(OBO)Foundry] 的一整套生命科学本体,都基于 BFO 构建,并遵守

---

① https://www.ncbi.nlm.nih.gov/pubmed/10802651

同一套本体开发良好实践原则，以确保本体之间的互操作性，本书后续将详细介绍。和 BFO 一样，OBO 工场①的众多本体也需要人工创建和维护。只有具有相应学科和本体专业知识的人才能负责增添本体内容、制定定义并回应发现错误或漏洞的本体使用者所发送的请求。基本思想就是，本体应该以共同开发的方式开发，而且每个本体都可被用于其他共同开发的本体中，例如在编写定义时使用其他本体的术语。

OBO 工场的共同开发原则成效显著。虽然许多本体项目因与特定工程和研究团队的耦合过于紧密而寿命短暂，但 OBO 受到了积极复用且 BFO 影响力持续扩大，本书的出版尤其说明了这一点。

BFO 在中国

正如这里所说的，中国的研究者也发现了 BFO 和 OBO 工场，BFO 已经被传统中药本体（Traditional Chinese Drug Ontology，TCDO）②和中国植物物种多样性领域本体③等用作顶层本体。新启动的 OntoChina 项目④旨在支持跨生命科学和其他领域的协作本体开发、应用和发布。OntoChina 小组的成员负责本书的翻译，他们不仅把 BFO 本身翻译成了中文，还翻译了其他几个以 BFO 为基础的本体，如信息工件本体（Information Artifact Ontology，IAO）⑤和生物医学研究本体（Ontology for Biomedical Investigations，OBI）⑥。此外，OntoChina 进一步计划以 BFO 和基于 BFO 的本体生态系统为基础，在中国培养未来的本体学家。

直到 2016 年，BFO 才被正式作为 OBO 工场的顶层本体。这值得我们来审视 OBO 工场的一个核心原则，即正交性原则。如果两个本体之间没有重叠，也就是说：如果它们没有相同的术语，那么它们在术语层面上是"正交的"。应用这一原则是为了保证每个领域只有一个本体，从而每个术语就只属于一个本体。而这个原则的合理性在于，假定在特定领域工作的所有人都使用同一

① Barry Smith, et al. The OBO Foundry: Coordinated Evolution of Ontologies to Support Biomedical Data Integration. Nature Biotechnology, 25(11), 2007.

② Yan Zhu, Lihong Liu, Bo Gao, Yongqun He. TCDO: a community-based Traditional Chinese Drug Ontology. The 11th International Biocuration Conference (Biocuration-2018), Crowne Plaza Hotel Shanghai Fudan, Shanghai, China, April 8-11, 2018.

③ http://manu44.magtech.com.cn/Jwk_infotech_wk3/CN/abstract/abstract4189.shtml

④ http://ontochina.org

⑤ Werner Ceusters, Barry Smith. Aboutness: Towards Foundations for the Information Artifact Ontology. Proceedings of the Sixth International Conference on Biomedical Ontology (ICBO), 2015, CEUR 1515:1-5.

⑥ Anita Bandrowski, Ryan Brinkman, Mathias Brochhausen, et al. The Ontology for Biomedical Investigations. PLoS ONE, 2016, 11(4): e0154556.

本体,那么当他们用本体里的术语标记数据时所创建的注释也将彼此一致,这样数据就能有序地累积。同时,这种累积还能使我们甄别出不同注释数据集之间的冲突(就像采用国际单位制不仅可以进行累加,还可以进行定量数据的比较)。

然而,如果 OBO 工场的另一个核心原则要求把 BFO 用作所有工场本体的通用上层,这就意味着 BFO 术语属于每个工场本体,与每个术语应该只属于一个本体的观点相冲突。BFO 顶层本体和诸如 IAO 和 OBI 等中层本体的术语,都被复用到很多低层次的领域本体中。与此类似,一些较为通用的领域本体,例如细胞本体(Cell Ontology)中的术语又被复用在细胞系本体(Cell Line Ontology)和细胞周期本体(Cell Cycle Ontology)等更低层次的本体中。

那么,我们如何保证每个术语都只属于一个本体这一原则成立呢?答案是将正交性理解为每一个术语应有其源头—术语及其定义被人工创建的初始地。对于某些特定的本体来说,可以通过相关术语的国际资源标识符(Internationalized Resource Identifier,IRI)所确定的标识符来完成。当术语在其他本体中被复用时,应该附带其原始术语的 IRI,这样就能保留其初始链接,并通过在多个本体中 is-a(是一种)的层次结构及不同的术语定义中复用术语,将本体连接成网络。

本体的层次结构反映了科学的层次结构

OBO 工场本体按照逐层级表征的方式来组织,类似于科学的组织方式。在其发展的任一阶段,通过科学研究获得的先验知识都是以层次结构方式来组织。关于物理学或化学一般规律的非常普遍的知识,是层级依次降低的分支学科(如电动力学、量子电动力学、有机化学、石油化学、神经化学等)的高层次起点。这个(有些理想化的)层次结构中的节点随后又进一步作为其他学科和分支学科的起点,并决定哪些先验知识是在教科书中介绍的,哪些新结果在哪些期刊里发表。课本和杂志的名称能告诉我们哪里可以找到先验知识和新成果,就像一些本体的名字,如"疫苗本体"或"传染性疾病本体"那样,告诉了我们可以找到相应术语和定义。

对深度学习的启示

有些令人惊奇的是,所有这些都对当代人工智能研究具有启示意义。这是因为,目前主流的人工智能范式在深度自主学习方面存在一个重大缺陷,即无法处理先验知识。这在生物和医学等领域就是一个问题,因为这些领域已经存在了大量的先验知识。而对于公众接受深度学习的结果来说,也会是一个问题，因为使用神经网络所产生的是黑箱，即意味着人们无法理解给定的结果是如何实现的。也就是说，当出现问题时，我们不能厘清是机器还是程序员的原因。

那么，如何用生物学和医学等领域的先验知识来弥补神经网络的缺陷呢？在计算机内部对所有学科或整套学科和子学科进行表征，显然是好高骛远的。而相对更实际的办法则不仅可以实现，而且实际上正在被实现。即以本体作为知识体的术语框架——每个本体都是一个包含若干节点和连边的网络，同时它又被包含在一个以 OBO 工场的方式所构建的更大的层次结构网络中。

何勇群团队使用 SciMiner 工具来支持疫苗文献的挖掘，就是将人类专家的先验知识整合到机器学习中的一个例证[①]。另一个案例是 Onto2Vec 方法，它通过对基于生物医学本体的注释数据，来学习生物实体特征向量[②]。上述及其他更多的案例，展示了如何借助机器自动化，逐步打破人工构建本体和基于本体的工件开发之间的边界。但是，目前一些成功的本体如 GO 和 BFO 仍来源于人工创建。

BFO 的未来

自 2015 年以来，随着 BFO 及相关本体的蓬勃发展，使用基于 BFO 构建的系列本体来标记大型、异构数据的方法，已经应用到越来越多的领域，如军事情报、系统工程和数字制造[③]等。联合国环境规划署[④]和 NIST 工业本体工场项目也都实施了该方法。一些现有的本体也正在进行重构使其符合 BFO 的规范，而 BFO 在新领域的应用也带来了前所未有的挑战，即未来如何对 BFO

① Junguk Hur, Arzucan Özgür, Yongqun He. Ontology-based literature mining of E. coli vaccine-associated gene interaction networks. Journal of biomedical semantics, 2017/12. 8.
Junguk Hur, Arzucan Özgür, Yongqun He, Ontology-based literature mining and class effect analysis of adverse drug reactions associated with neuropathy-inducing drugs. Journal of biomedical semantics, 2018/12, 9.
② Fatima Zohra Smaili, Xin Gao, Robert Hoehndorf. Onto2Vec: joint vector-based representation of biological entities and their ontology-based annotations. Bioinformatics, 2018 - DOI:10.1093/bioinformatics/bty259.
③ Development of a manufacturing ontology for functionally graded materials.
④ DOI 10.1186/s13326-016-0097-6

扩展新的实体类型。BFO 已经在空间目标[①]、生物样本库[②]、组织机构[③]、功能[④]、原因[⑤]、人类行为变化[⑥]和军事理论[⑦]等领域得到了应用。其中有一组重要的本体，名为共同核心本体（Common Core Ontologies，CCO）[⑧]，面向跨多个领域的通用用途而设计，反过来又作为表 1 所列正在发展的扩展本体的起点。

表 1　具有共同核心的扩展本体

飞机本体	任务规划本体
空军飞机维护本体	职业本体
陆军通用任务清单本体	外太空本体
空军飞机维护本体	地文特征本体
船舶本体	传感器本体
情感本体	技能本体
水文特征本体	空间目标本体
法律与犯罪行为本体	交通基础设施本体
军事行动本体	水下战争本体

本体的目标即促进数据的交流和共享。可喜的是，BFO 本体正以此为目标不断扩展，其中就包括新的中国本体学家社区。

Barry Smith

2020 年 8 月

---

① Alexander P. Cox, Christopher K. Nebelecky, Ronald Rudnicki, et al. The Space Object Ontology. 19th International Conference on Information Fusion（FUSION 2016），Heidelberg, Germany, July 5-8, 2016.

② OBIB-a novel ontology for biobanking.

③ Information Architecture for Organizations: An Ontological Approach.
Utecht J, et al. OOSTT: a Resource for Analyzing the Organizational Structures of Trauma Centers and Trauma Systems.

④ Andrew D. Spear, Werner Ceusters, Barry Smith. Functions in Basic Formal Ontology. Applied Ontology, 2016, 11（2）: 103-128.

⑤ Barton A, Jansen L, Ethier JF. A taxonomy of disposition-parthood. FOUST II: 2nd Workshop on Foundational Ontology, 1-10. Galton A, Neuhaus F（Eds），In: Proceedings of the Joint Ontology Workshops 2017, CEUR Workshop proceedings, 2018, Vol. 2050.

⑥ The Human Behaviour-Change Project: harnessing the power of artificial intelligence and machine learning for evidence synthesis and interpretation.

⑦ Peter Morosoff, Ron Rudnicki, Jason Bryant, et al. Joint Doctrine Ontology: A Benchmark for Military Information Systems Interoperability. Semantic Technology for Intelligence, Defense and Security（STIDS），2015, CEUR vol. 1523, 2-9.

⑧ https://www.cubrc.org/index.php/data-science-and-information-fusion/ontology

终于到了出版的时刻，真是百感交集。

我本人 2013 年才接触本体，刚开始也是一头雾水，尤其深感成体系的学习资料奇缺，总有一种"教而不得其法，学而不得其道"的苦楚。后来有幸听了何勇群老师的学术报告，获悉了生物医学领域的本体研究和开发的最新动态，也第一次听到了 OBO Foundary 和 BFO（Basic Formal Ontology）等术语，于是通过多方检索打听，终于找到了本书，如获至宝。通读多遍，受益良多。据我自己的体会，本书的特点有：① 深入浅出，从本体的哲学根源——形而上学出发，与计算机应用结合，与生物医学等领域的碰撞产生新的交叉领域，来龙去脉娓娓道来；② 厘清了容易对初学者产生困扰的基本概念，确有拨云见日的效果；③ 理论联系实际，既有原理方法，也有多年本体构建的实践中总结的原则规范，列举了当前热门的应用工具，也介绍了若干成熟本体案例。总之，本书是一部不可多得的大家之作。于是，本着独乐乐不如众乐乐的想法，斗胆邀请何勇群老师一起将本书翻译成中文，以期让更多的国内读者收益。何老师帮忙联系原著作者 Barry Smith 教授并有幸征得了他的同意。于是我们很快和人民卫生出版社联系购买版权商定了出版事宜。

翻译的准备工作顺风顺水，而翻译本身的艰辛却大大超过了预期。而为方便读者理解，有必要说明以下几点：

(1) 本书虽然是一本很薄的册子，但领域跨度特别大，信息量也特别丰富，涵盖了哲学、语言逻辑学、术语学、生物医学、计算机等多个领域。从最抽象的哲学范畴到具体领域的细胞分子，信手拈来，常常让人眼花缭乱思维转换不及。于是我们邀请了不同学术背景的老师和同学参与到翻译团队之中。

(2) 书中有不少横跨多个领域英文术语，我们尽量尊重约定俗成的已有翻译，而对于多个版本的翻译的取舍，则会优先考虑方便生物医学和计算机交叉背景的读者理解和使用。

(3) 本书包含了 BFO 本体的所有术语。翻译本书前，我们首先完成了 BFO 本体的翻译工作。BFO 作为生物医学领域影响力最大的顶层本体，体量虽小，但能涵盖了大多数领域的顶层范畴。其中的大部分术语的中文翻译都是首次进行。考虑到后续有可能被大量的沿用,我们对每一个术语翻译都是慎之又慎,如履薄冰。

(4) 本书所提倡的是哲学认识论的实在论(epistemological realism),不同于现有很多人所持的概念取向(concept orientation),最明显的区别是书中避免了使用"概念(concept)",取而代之的是用哲学意义的"类(class)"和"共相(universal)"。

(5) 对于顶层本体的使用,书中详细阐述了各种优点。然而顶层本体的本质上是一种标准(事实上目前 ISO 正考虑接受 BFO 作为顶层本体的国际标准),需要我们无条件地接受其所划定的分类体系和认识世界的方式。在我们构建具体的领域本体时,可以优先考察是否基于合适的顶层本体作为起点。但是,如果认识世界的方式不一致时(例如很多中国哲学的顶层范畴 BFO 目前就无法涵盖),就不一定需要削足适履盲目套用了。

　　总之,本书译稿的完成,离不开翻译团队众多老师、同学长期的无私奉献和团队协作!潘虹洁、余红、朱玲、刘萌和万灵老师参与了初稿部分章节的翻译和审校工作,乔幸潮、张雨琪、李明喆、邓雅文、张璐璐、王松、王亚楠和李捷同学参与了二稿审校和文字整理工作,特别是何勇群老师、郑捷老师、李晓瑛老师和杨啸林老师在 BFO 及本书的翻译过程中所投入的大量时间和精力!也特别要感谢 Barry Smith 教授和王其冰老师的悉心指导。同时也感谢我的爱人王俊慧大夫的鼓励和牵线搭桥联系出版社,我儿文远从呱呱坠地到现在不知疲倦地蹒跚学步,不断给我灵感和前进的动力。另外,还有中国中医科学院中医药信息研究所李宗友所长和国家人口健康科学数据中心周伟主任的大力支持,以及中国生物医学本体联合工作组的支持,在此一并感谢。

　　虽然我们尽其所能忠实表达原著的思想,努力达到信达雅的标准,但由于本体的构建确实是一门博大精深的学问,而我们的经验和水平有限,不当之处在所难免,恳请读者批评指正。

朱 彦

2020 年 8 月

近几十年来,我们见证了计算机和计算技术的应用逐渐扩展到人类生活的各个领域。在科学领域中,计算机存储、管理和整合大量数据和信息的能力,推动了以数据和信息为中心的新学科的产生,也促进了生物医学信息学、材料信息学、地理空间信息学等更多新型交叉学科领域的兴起。

有一种计算机友好的科学信息组织策略日益占据主导地位,该策略与一个术语相关,即"本体"(Ontology)[也称为"本体工程(Ontological Engineering)""本体技术(Ontology Technology)"或"应用型本体(Applied Ontology)"],可以(大致)理解为是用于表征特定领域中实体类型的受控词表(controlled vocabulary)。

这一策略在生物学和生物医学领域尤为成功。其支持者认为组织整理科学信息的任务不仅需要计算机和信息科学家、生物学家和临床医生,也需要语言学家、逻辑学家,偶尔还需要对现实基本范畴研究感兴趣的哲学家参与进来,进行非常广泛的合作。本书正是基于此构想来介绍应用型本体这一领域。本书阐释了本体用来做什么和本体本身是什么,并详细介绍本体设计的最佳实践原则。另外,还简要介绍了一个形式化本体(Formal Ontology)或顶层本体(Top-level Ontology),即基本形式化本体(Basic Formal Ontology,BFO),并提供了使用说明。

虽然本书的三位作者都是哲学家出身,但他们都以不同方式参与了生物医学和相关领域的应用型本体项目。所有人都相信,在提高本体应用工作的质量方面,哲学观点和理论能发挥重要作用,本书后续内容正是该共识的产物。我们自始至终在运用哲学思想,尽管我们的哲学同行会说,我们的做法有时是轻率的,而且目标是缺乏细节的。然而,接下来的内容并不是要对哲学有所贡献,而是希望能对我们所构想的丰富的、全新的本体技术学科的形成有所裨益。

原著致谢

完成本书花了很长的时间,并得益于众多学者的合作与批评指正。2006年,在德国萨尔布吕肯市 (Saarbrücken) 的形式化本体和生物医学信息科学研究所(Formal Ontology and Biomedical Information Science,IFOMIS),Andrew Spear 在 Barry Smith 的指导下撰写了初稿。2007 年,Robert Arp 在美国国家生物医学本体中心(National Center for Biomedical Ontology)的赞助下参与了该项目,通过长达 8 年多的合作努力,对初稿进行了大量的修订和扩充。最终本书成稿,体现了我们每个人的印记,同样也包括了我们的不足。

经历了这么多年的讨论和努力,我们很难完整统计出所有对本书有贡献的人员,他们同时也促进了本书的基础——基本形式化本体(BFO)的发展。但我们仍要感谢 Mauricio Almeida,Jonathan Bona,Mathias Brochhausen,Roberto Casati,Werner Ceusters,Melanie Courtot,Lindsay Cowell,Randall Dipert,William Duncan,Bastian Fischer,Albert Goldfain,Pierre Grenon,Janna Hastings,Boris Hennig,William Hogan,Leonard Jacuzzo,Ingvar Johansson,Waclaw Kusnierczyk,Kristl Laux,Richard Lee,Tatiana Malyuta,William Mandrick,Kevin Mulligan,Chris Mungall,Darren Natale,Fabian Neuhaus,Snezana Nikolic,Chris Partridge,Bjoern Peters,Anthony Petosa,Mark Ressler,Robert Rovetto,Ronald Rudnicki,Alan Ruttenberg,Emilio Sanfilippo,Richard Scheuermann,James Schoening,Yonatan Schreiber,Stefan Schulz,Ulf Schwarz,Selja Seppälä,Shane Sicienski,Peter Simons,Holger Stenzhorn,Kerry Trentelman,Achille Varzi,Jie Zheng 所提出的意见和建议。当然,他们对本书仍然存在的诸多不足不承担责任。

本书第 5 章、第 6 章和部分第 7 章的内容基于 BFO 2.0 的草案规范,该规范还包含了这些章节所介绍的术语的形式化定义、相关公理和定理以及大量进一步的说明材料。上面提到的许多人在本规范的创建中提供了宝贵的帮助,我们尤其要感谢 Werner Ceusters 和 Alan Ruttenberg。

我们也特别感谢 Ingvar Johansson,Waclaw Kusnierczyk 和 Snezana Nikolic,他们对早期手稿进行了审阅及批注;同时感谢美国国家生物医学本体论中心主任 Mark Musen,对早期手稿的准备提供了支持。我们还感谢国家人类基因组研究所（National Institute for Human Genome Research）、亚历山大冯洪堡基金会（Alexander von Humboldt Foundation）、大众基金会（Volkswagen Foundation）和欧洲联盟（European Union），为这项工作提供的资助。这些组织对以下内容均不承担任何形式的责任。

目 录

导　论

信息过载

今天,我们生活在前所未有的信息驱动科学发展的时代。特别是在生命科学各领域,组织良好并且资金雄厚的研究团队,正在对基础的生物学领域进行持续而系统的研究,产生体量越来越大的信息,这些信息只有借助计算机才能处理。由于下一代测序、分子筛选、2D、3D 和 4D 成像等新型高通量技术广泛应用于分子到细胞、细胞群到整个大脑等多个尺度,海量的信息每天都在产生。同时,越来越多的科学期刊内容可供自动搜索和处理。

现有科学信息的体量已经越来越庞大,有效利用这些新信息的前提是必须通过某种策略确保这些信息逐步与已有信息相融合,并且以计算机和人类都能理解的格式呈现。科学的进步要求在匹兹堡(Pittsburgh)或伯克利(Berkeley)取得的成果,应该建立在北京或班加罗尔(Bangalore)已有的成果之上。出于这些原因,在科学信息的存储、标准化、处理和获取的过程中,我们需要克服特定研究小组和技术领域的偏好。

计算机能够存储大量的信息,比任一人类个体大脑保留的信息量都多;进而实现集中式的特定信息检索、执行逻辑操作以及进行某种意义上的推理——这已经超越任何人类思维的能力。因此,当前不言而喻的是,日益增长的科学信息的存储、组织、检索、整合和获得问题,必须利用计算机来解决。实际上,许多人正追求一种未来的愿景:相同或相关领域工作的专家所拥有的知识都被组织并存储在互连的计算机存储库中,世界范围内的任何地方、任何人或任何适当配置的计算机都可以实时访问,而且这些知识能得到持续及时更新。

然而,要做到这一点,必须保证所创建数据库的内容能被其创建者、信息填充者和维护者以及未知的外部用户群体同等有效地共享和使用。这个目标尚未能实现,其原因我们将在后面讨论。科学家在最近一项对医疗数据的调查中发现,在利用电子医疗数据和信息方面,主要的挑战是数据的多样性,而不是数据的数量[1]。同样,国家卫生信息技术协调员办公室最近的一份报告指出:"尽管在建立支持卫生信息交流和互操作性(interoperability)的标准和服务方面取得了重大进展,但电子健康信息在订阅特定服务或组织的医疗保健提供者群体以外的共享仍未常态化。"[2]

2014年7月，专家证人在美国国会作证时也重申了这一观点[3]。电子信息需要可互操作(interoperable)、可共享和可复用(reusable)。想象一下，一个专门研究某种罕见疾病的医生，能够及时了解所有罹患该疾病患者的最新信息和最先进治疗手段的效果。更加大胆地想象一下，如果存在一个独一无二的、整合的生物医学知识库，类似生物医学大百科全书，在这个不断进化的系统中囊括了所有的生物医学知识。这些并非是异想天开。目前，很多实验正在"语义增强出版"或"从大数据中产生知识"(BD2K)等主题下进行，这些风险投资项目的潜在收益很容易获得认同。然而，要想实现这些收益，信息系统的互操作程度必须得到根本性的改善。

为解决以上不足，提高互操作性，我们需要些什么呢？首先，是数据描述标准的一致性——包括测量单位的一致性，化学、生物和临床的不同类型实体术语的一致性，以及序列和图像数据标签的一致性等方面。其次，需要保证科学断言的一致性：例如，一个生物学家识别出某种酶在某种细胞位置时行使某种类型的功能，那么他的断言必须能与其他生物学家已做出的断言(例如，该类酶实现这种功能时与某些其他蛋白质相互作用)进行比较和逻辑组合。事实证明，相对于不借助计算机而靠人工进行科学推理的年代，在当今这个信息驱动科学发展的时代，为支持这种比较和组合而进行的科学数据收集和组织，其困难远超预期。在接下来的篇幅中，我们将讨论实现互操作性的一些障碍，并试图展示本体如何有助于克服它们。

鉴于科学和信息化技术的持续和加速发展，有必要加强数据库的可访问性，特别是在类似生物医药这种数据高度密集和迅速发展的领域。当前许多机构和项目都在试图完成这些目标，如基因、细胞和蛋白质本体联盟(Gene, Cell and Protein Ontology Consortia)、ISA共享社区(ISA Commons)、神经科学信息框架(Neuroscience Information Framework, NIF)标准、植物共同参考本体(Common Reference Ontologies for Plants, cROP)和OBO工场(开放式生物和生物医学本体工场；之前称为开放式生物医学本体工场)等。此外，美国国立卫生研究院(National Institutes of Health)及其在其他国家的相应单位正在向研究人员提供大量资助，希望通过新的发布政策和新统一信息系统的使用，能让生物医学研究数据的访问获取变得更加容易。

数据可访问性(Accessibility)的障碍：人类偏好与技术偏好

正如我们已经指出的，在实现数据和信息的可访问性、互操作性和可复用性方面还存在许多障碍。首先，科学(包括临床)研究人员群体中的成员使用不同的、有时是不可通约的(incommensurable)专家术语集和格式，来描述其研究结果。其次,他们还使用各种不同的计算机技术编码和存储其结果,一部分原因是这些技术本身正在快速发展,另一部分原因则是因为软件和数据库开发人员更有动力去开发新工件(artifacts)而不是复用已有的。这两个问题可分别称为:*人类偏好*问题和*技术偏好*问题。不同的研究人员基于不同的术语和编码系统,并使用不同的计算机文件格式和软件来来对其研究进行编码。

临床医生、信息工作者和研究人员并不总是系统地或一致地使用术语,使得这些问题更加复杂。举个例子,在蛋白质本体(Protein Ontology)中趋化因子被确定为:

PR:000001987 C-C 基序趋化因子 15(PR:000001987 C-C motif chemokine 15)

而在不同研究群体的文献中,研究者们则使用表 0.1 所列的各种称谓(label)。

这种不一致不仅给人类专家带来了麻烦——因为他们通常只熟悉本领域的用法;同时也给计算机带来了麻烦。即使是这类小的不精确性,如果在数据库或信息存储库中成倍增加的话,也可能会对利用计算机进行的信息查找、组织和使用带来隐患。它们不仅会导致生物医学现象的错误分类、研究结果的传播失败,还可能引起错误的诊断。

表 0.1　不同研究小组中对 C–C 基原配体趋化因子 15 的称谓

CCL15	mrp-2b	mip-1(delta)	ncc3	CC motif chemokine 15（趋化因子 15）	mip-related protein macrophage（巨噬细胞）
ccl-15	MIP5	mip1(delta)	NCC3		inflammatory protein 5（炎性蛋白 5）
HCC-2	lkn-1	mip1delta	ncc-3	c-c motif chemokine 15（趋化因子 15）	macrophage inflammatory protein-5（巨噬细胞炎性蛋白 5）
Hcc-2	MIP-5	mip-1-delta	SY15		new CC chemokine 3
Hcc2	mip5	mip-1delta	SCYL3	chemokine CC2（趋化因子 CC2）	small ccl-15
Hmrp-2b	mip-5	mip1d	scyl3	chemokine CC-2（趋化因子 CC-2）	small inducible cytokine A15（小诱导细胞因子 A15）
HMRP-2B	MIP-1D	MRP-2B	scya15	chemokine cc-2（趋化因子 cc-2）	
LKN1	mip-1d	Mrp-2b	SCYA15	chemokine（c-c motif）ligand 15	small-inducible cytokine a15（小 - 诱导细胞因子 a15）
LKN-1	MIP-1 delta	NCC-3		inducible cytokine subfamily A（CysCys），member 15	small-inducible cytokine A15（小 - 诱导细胞因子 A15）
				leukotactin-1 leukotactin 1	

注:该信息从 ImmuneXpresso 项目网站(http://www.immipportl-labs.org)获得;并向 Shai Shen-Orr 和 Nophar Giefman 致谢。

计算机局限性问题

此外，正是由于计算机实施的优点——无限制的内存、高效的检索和推理、广泛的可用性导致了一个更深层次的问题，我们称之为*计算机局限性问题*。

这个问题的根源在于计算机在通常情况下是不智能的；它们既无法理解其自身，也无法理解其程序，更无法理解所包含和操作的表征（representations）的预期解释。因此，使用计算机来处理科学信息管理问题的同时，其自身的难题也就产生了。最重要的是，正是基于本体的数据整合方法的成功，导致了*本体的倍增*，以至于有可能再次产生新的问题，而这正是本体本身要用来解决的互操作问题。

计算机在信息表征（information representation）和管理上的局限性的一些启示

首先，计算机是有其局限性的，他们无法分辨数据的好坏。如果输进计算机的数据用模棱两可或不合逻辑的方式描述，那么计算机对这样的数据进行编程和推理就很可能会产生同样模糊不清或不合逻辑的结果。例如，早期版本的《国际护理实践分类体系》(International Classification of Nursing Practice，ICNP）将"水"定义为"具有特定特征的一种物理环境的护理现象（Nursing Phenomenon of Physical Environment）：是影响人类生命和发展的、大多数植物和动物生命所必需的清澈的液态氢氧化合物。"[4]

像这样的定义显然不正确，水不是"一种护理现象"——这看起来可能不算严重（毕竟，该定义并不完全错误）。然而，从上述"水"的定义来看，其后是相对标准的推理，即："有一种护理现象是大多数植物生命所必需的。"对于人的思维来说，这是一个令人困惑和明显错误的声明，但是对于一个自动推理程序，它仅是这则定义的一条简单推论。这样的错误会严重损害信息聚合（information aggregation）的效果，即使运行良好计算机也无法检测到这些错误。

其次，如果两个数据库存储的是相同或相关的信息，但使用不同的术语集或组织原则，则它们本身不能就其所涉及的内容达成某种共识，也无法对其所包含的信息自行进行校准对齐。在这种情况下，两个存储库中的数据是孤立的。与计算机不同，人类既能理解语言的含义，也能理解语言的词汇和语法。因此，刚刚描述的两个存储库中的信息将被一条鸿沟隔开，想要跨越只能通过人为干预，例如提供两种术语集之间的翻译（或"映射"）的显式指令集（explicit set of instructions）来进行连接。美国国立卫生研究院将这种连接称为"数据整理（data wrangling）"过程，包括通过改变数据形式而不变动其含义来提升数据的可用性的各种活动:"数据整理可能包括对数据重新格式化、将数据从一个数据模型映射到另一个和/或将数据转换成更可用的形式。这样的数据整理活动,将会使得数据入库、分析软件的数据加载、数据的网络发布、数据集的比较等变得更加容易;或在其他方面在不同场景下让数据更易于被访问、使用和共享。"[5]

所有这些活动的目的,都是为解决所谓的*巴别塔问题*(Tower of Babel problem),即计算机和信息系统以误解的方式相互交流;即使计算机使用相同的术语,如果没有预先保证含义的一致性,仍会产生这种误解。

这些问题表明,对于未来科学大数据(Big Scientific Data)的查找、组织、整合和分享问题的解决方案,计算机和信息技术无疑是其核心部分,但绝不是全部。

非精确思维问题

以上内容的最根本的目标是数据和信息系统的互操作性,也就是说,在没有人类进一步干预的情况下,一个系统中收集的数据,另外一个系统也能使用。接下来非常重要的内容是关于互操作性的一个具体的障碍,可以说是前面讨论的其他问题的根源。该问题可以归为*不精确思维*,这会导致一系列相互关联的逻辑和语言使用错误;迄今为止,这些错误不断地影响信息技术系统的设计意图。避免这些类型的错误非常重要,因为正如所讨论的,最终是人类来负责设计信息系统的数据和信息导入方式。现有的科学数据存储库往往不仅存在技术术语使用的模糊和不一致,还包含基本的逻辑错误。其中一个原因是人力资源问题;为用于描述数据的术语建立精确定义,并确保其使用与定义相符,都需要昂贵的人力成本。同时,这项工作也很耗时,并且限制了开发新类型数据的自由,而这在一些急速发展的科学领域中是非常重要的因素。因此,在生物医药和类似领域,我们陷入进退两难的境地。每个研究领域都寻求以最经济的方式解决数据表征(data representation)的问题,故而经常采取临时捷径或变通方法,结果导致了关于定义、事实和逻辑的基本错误混入开发的系统中,从而降低了系统所包含信息的质量和可访问性(accessibility)。本书则试图帮助人们摆脱这一困境。

一个例子:BRIDG 模型

以下是一个非精确思维的例子,来自生物医学信息数据库的早期版本,即生物医学研究集成领域组(Biomedical Research Integrated Domain Group,BRIDG)模型。BRIDG 是美国国家癌症研究所(National Cancer Institute,

NCI)、美国食品和药物管理局（Food and Drug Administration，FDA）,临床数据交换标准联盟（Clinical Data Interchange Standards Consortium，CDISC）和 HL7（Health Level 7）的规范化临床研究信息管理技术委员会（Regulated Clinical Research Information Management Technical Committee，RCRIM TC）的研究人员的工作成果。其目标是创建生物医学领域内协议驱动研究相关的一个"动态和静态语义的共享表征"及其相关常规工件。BRIDG 的部分工作是创建生物医学术语的定义，其中很多术语来自于 HL7 的合作组织，这里面包括将*生命体*（living subject）定义为"表示活的或非活的有机体或复杂动物的一种实体子类型"[6]。

该定义的第一个问题是，当它用于编码与（例如）尸体有关的数据时将导致逻辑问题，因为它必须为同时活着的和非活着的实体留下编码数据的空间。

第二个问题是将物体（生命体）与它的表征（"表示 ... 实体的"）混为一谈。这就像说：哺乳动物是一种用乳汁喂养幼崽的动物的表征。这就是哲学家们所谓的使用 / 提述混淆的一个例子，最典型的一个例子是"Sleeping is healthy and contains three vowels（睡觉是健康的，且包含 3 个元音字母）"。"哺乳动物"一词是代表或表征事物的一个名词，但哺乳动物本身并不是名词。哺乳动物是事物，并且是一种用乳汁喂养幼崽的特定的生物[7]。

另一个例子是 BRIDG 早期版本中关于*执行活动*（performed activity）的定义："对主体施用、分配或给予试剂或药物的描述"[8]。这里的活动是世界上发生的一类事件，被定义为某种其他类型事件的"描述"。这里同样明显混淆了实体与对实体的描述。

现在考虑，上面介绍的两个定义如果一起用来进行推理时会发生什么。下面再列出这两个定义：
- *生命体*：表示活的或非活的有机体或复杂动物的一种实体子类型。
- *执行活动*：对主体施用、分配或给予试剂或药物的描述。

假设（看似合理的）施用胰岛素是一种*执行活动*，并且前面的"主体"指的是*生命体*。然后结合这两个定义，我们得到：*施用胰岛素是对表示活的或非活的有机体或复杂动物的一种实体子类型应用、分配或给予试剂或药物的描述*[9]。

BRIDG，或至少其早期版本，只是有编码错误的术语集和模型之一。在最近的版本中，*执行活动*被重新定义为"成功或未成功完成的活动"[10]。这里纠正了使用与提述错误，但不幸的是产生了新的错误。BRIDG 为帮助用户，提供了*执行活动*的两个使用示例，如下所示（其中"CBC"代表*全血细胞计数*）：

在某一天一个特定受试对象（study subject）上执行的 CBC。

某一特定试验单位（experimental unit）在某一天遗漏的预定的抽血。

我们假设这两个分别是"成功"和"不成功"完成的例子。然而，从第二个例子中,我们似乎可以推断,*未执行*的抽血(因为它是"遗漏的")是*执行活动*的一个例子。

在类似BRIDG这样的工件中,另一个常见错误是包含*循环定义*。循环定义是指定义中使用了被定义的术语或同义词,从而造成定义不能表达(最)有效信息。例如,快捷医疗互操作资源规范(Fast Healthcare Interoperability Resources Specification,FHIR),再次借鉴了HL7,将容器(*container*)定义为"其他实体的容器(container)",将食物定义为"主要用作人类和动物的食物的天然存在的、加工的或制造的实体"[11]。这样的循环定义不能说是错误(它们相当于简单地说明一件事情是什么);但它们是信息不足的,因此有悖于信息资源的设计主旨:切实有用的信息存储库,并提供给编码者有用的信息以减少错误编码。在有些情况下,某些定义比循环定义更糟糕,例如术语"健康量表"被定义为"某个材料(参与者)的角色,该材料是属于某个组织(范围)的身体健康量表"[12]。对这类定义最好的评价是:它们肯定无助于确保人们正确使用该术语进行医疗数据编码。

这些只是生物医学信息学和其他领域中可能并且确实存在的几个不精确思维的例子。逻辑和哲学领域经常处理这类定义上的错误:歧义问题、循环定义、使用与提述的混乱,以及现实本身与我们对现实的想法或感知之间的混淆。因此,需要强调的是,有一些基本的推理原则和方法可以应用于建立信息的定义和分类,从而有效避免这类错误。这些方法早已为逻辑哲学专业学生所熟知。这些原则需要在信息系统的背景下系统地阐释和运用。

部分解决方案:本体

在哲学语境中,"本体论(Ontology)"在传统上定义为存在的理论(或"作为存在的存在(Being qua Being)"):研究现实中实体的种类以及这些实体之间的关系。该研究原则上也涉及特定科学(物理、化学、生物学等)的实体,但哲学本体论主要关注共相(universal)。它针对的是现实最基本或最一般的特征,这种特征是所有领域共有的,包括但不限于科学所涵盖的领域。

这类一般或共同的现实特征的例子可能包括:一(unity)和多(number),同一(identity)和差异(difference),部分(part)和整体(whole)。哲学本体论的目标是为这些基本特征提供清晰、连贯和严谨的解释,并对这些解释进行论证,例如根据其相对简单性和逻辑一致性,以及根据它们与特定科学的一致性(在以前则是根据它们与神学的一致性)。

近年来,"本体"这一术语在计算机和信息科学中使用得越来越多,基于本体的研究在生物信息学领域尤其成功。"本体"这个术语,如"基因本体(Gene

Ontology)""传染病本体(Infectious Disease Ontology)""植物本体(Plant Ontology)"等,指一种标准化的表征性框架,该框架提供了对跨学科和研究领域的数据和信息进行一致性描述(或"注释"或"标记")的一组术语。

本体旨在提高数据描述的一致性。为此,本体中的术语具有文本定义(以确保人类维护和使用本体的一致性)和逻辑定义(以帮助计算机访问和质量控制)。其结果以图论格式组织(参见第4章),其术语充当图的节点,而本体关系(ontological relations)(如类型及其子类型之间的关系)作为图的边。然后,这些术语可用于注释或标记多源异构数据。

由此,本体具有多种优势。它提供了一种数据通用访问模式。它促进了不同数据资源库之间内容的互译性(intertranslatability),从而促进了科学的累积。它有助于识别不同数据体之间的不兼容性,进而发现新的科学问题,这些问题可能需要通过新的实验来解决。它支持开发功能更强的软件工具,用于从聚合的数据存储中挖掘有价值的科学信息,从而制定更有力的查询和分析方法。

然而,要做到这一点,各本体本身必须以相互一致的方式来开发,并积极地用于注释各种不同种类的数据和信息,同时还必须随着时间的推移进行调整,紧跟科学的进步。因此,解决本体学问题的对策不仅仅要对通用词汇达成共识并用它来注释数据。而且需要来自不同但相互关联的领域的各个研究组,相互协调地并行开发本体资源。这种协调活动包括多种类型,例如编程、项目管理和用户界面开发等。然而,其中有些活动具有哲学性质。经验表明,对于不同领域的本体开发者而言,采用共同的一组基础范畴作为他们所开发和维护本体的共同起点,将非常有利于他们之间的协调。该基本范畴的公共集合有助于确定不同种类的实体在本体中应处的位置,以确定它们之间的关系以及如何定义其在本体中所对应的术语。然而,开发和应用这种一组共同的基本范畴本身并不是一个容易的过程。它要解决一系列问题,而这些问题往往和许多哲学本体论的传统问题非常类似。

因此,我们区分出的"本体(ontology)"这一术语的两层含义之间存在着密切的关系。对这一密切关系的认识,使我们能站在久经考验的逻辑和哲学原则的巨人肩膀上,确立一套构建基于计算机的本体的方法论。本书旨在介绍本方法论的相关基础和技巧。

信息时代的新工具

在接下来的几页中,我们将介绍和解释本体方法论的基本要素,用于解决信息管理问题。此外,我们还将提出一些具体的建议和原则,供对新领域构建本体有兴趣的个人使用。

虽然我们认为，本书中的建议也适用于使用术语集和本体（用于组织数据和信息）的其他领域，如工业、金融、政府管理、制造业和国防，但我们的意见主要针对的是信息驱动的科学（包括临床的）研究领域工作者。我们认为科学是在实验的基础上描述和解释客观存在的系统性尝试。因此，我们主要关注用于表征科学研究所关注的各类实体的本体的构建。但是，这些内容同样可以无限制地应用于其他领域，只要这些领域收集和使用关于存在的信息。

因此，设想本书是一种工具（organon），即一种用于科学研究的、尤其关注研究结果的数字形式表征的器具（instrument）。公元前四世纪，亚里士多德首先提出工具这一概念，还包括了关于演绎推理（逻辑和三段论）的一些著作。鉴于近两千年后实验方法引入科学的巨大成功，弗朗西斯·培根的《新工具》（1620）被认为是亚里士多德的《工具论》的延伸和修正。培根关注的是将归纳推理作为渐进方法的一部分来理解自然的这一过程所涉及的内容，在他看来，这涉及从特例的观察中一点点地前进，然后试图从这些观察中发现一般公理。

科学研究中越来越多地使用计算机，无论是表征信息还是获取新结果；反过来又提出了许多关于科学性质和科学方法的新问题。我们在后续章节中试图传递关于构建信息时代科学方法的新工具的内容，它将阐明基于计算机的和计算机辅助的科学表征和研究的基本原则和方法，从而促成科学家和信息学研究者之间更成功的合作。

我们将重点讨论关于构建领域本体的最佳实践的基本理论元素、原则和建议。因此，我们的主题是关于科学领域内本体支持的任务中人类所做贡献，而非具体的计算实现的问题。首先，这是因为人类在术语使用过程中的偏好和不精确性的问题，在逻辑上先于计算机编码和实现的问题（科学信息在用计算机语言成功编码之前，人类必须对其进行正确的理解、定义和分类）。其次也是因为，不管信息放在哪种特定的软件框架内，我们将要讨论的本体设计的最佳实践的定义、理论和原则在所有情况下基本都是适用的。因此，我们的重点是提供给研究人员所需的构建有用本体的理论原则。我们相信，尽管计算机软件和硬件不断更新换代，这些理论原则却是稳固不变的。

延伸阅读

关于本体和信息本体的其他信息，请参阅 Barry Smith 的网站，该网站包括一些本体教程，以及本体相关主题的一系列入门和进阶论文（http://ontology.buffalo.edu/smith/）的链接。我们特别推荐以下介绍本体和信息本体的基本问题的论文，它们重申并扩展了本书导论部分所涉及的主题。

Feigenbaum, Lee, Ivan Herman, Tonya Hongsermeier, Eric Neumann, and Susie Stephens. "The Semantic Web in Action." Scientific American 297 (2007): 90–97.

Grenon, Pierre. "A Primer on Knowledge Management and Ontological Engineering." In Applied Ontology: An Introduction, ed. Katherine Munn and Barry Smith, 57–82. Frankfurt: Ontos Verlag, 2008.

Munn, Katherine. "Introduction: What Is Ontology For?" In Applied Ontology: An Introduction, ed.

Katherine Munn and Barry Smith , 7–19 . Frankfurt : Ontos Verlag , 2008.

Smith, Barry. "Ontology." In Blackwell Guide to the Philosophy of Computing and Information, ed.

Luciano Floridi , 155–166 . Oxford : Blackwell , 2003.

Smith, Barry, and Werner Ceusters. "Towards Industrial Strength Philosophy: How Analytical Ontology Can Help Medical Informatics." Interdisciplinary Science Reviews 28 (2003): 106–111.

Smith, Barry, and Bert Klagges. "Bioinformatics and Philosophy." In Applied Ontology: An Introduction, ed. Katherine Munn and Barry Smith, 21–38 . Frankfurt : Ontos Verlag , 2008.

Smith, Barry, Waclaw Kusnierczyk, Daniel Schober, and Werner Ceusters. "Towards a Reference Terminology for Ontology Research and Development in the Biomedical Domain." In Proceedings of the 2nd International Workshop on Formal Biomedical Knowledge Representation (KR-MED 2006), vol. 222, ed. Olivier Bodenreider, 57–66. Baltimore, MD: KR-MED Publications, 2006. Accessed December 17, 2014. http://www.informatik.uni-trier.de/~ley/db/conf/krmed/krmed2006.html.

Smith, Barry, Lowell Vizenor, and Werner Ceusters. "Human Action in the Healthcare Domain: A Critical Analysis of HL7's Reference Information Model." In Johanssonian Investigations: Essays in Honour of Ingvar Johansson on His Seventieth Birthday, ed. Christer Svennerlind, Jan Almäng, and Rögnvaldur Ingthorsson , 554–573 . Berlin/New York : de Gruyter , 2013.

1 本体是什么?

引言

要设计本体,首先要理解本体是什么。只有在此基础上,我们才能明确本体设计中应该采取的步骤以及应该避免的各种陷阱。本章和下一章内容将提供相关术语基本的定义和特性,以便更好地理解本体设计过程。我们对"本体"的定义如下:

本体＝定义:一种表征性工件(representational artifact),包括一个作为其真子部分(proper part)的专业分类表,其表征用于指称(designate)共相、定义类及它们之间特定关系的若干组合[1]。

这个定义使用了许多术语,其本身也需要进行定义。对这些术语以及其定义背后基本原理的阐释,将极大地帮助我们理解什么是本体。

第一个术语"专业分类表(taxonomy)"可以定义如下(此处及以后,"共相(universal)"和"类型(type)"作为同义词对待):

专业分类表＝定义:由指称类型[或共相或类(class)]的术语组成的层次结构,类型之间通过子类型关系连接。

最常见的专业分类表是我们在生物学中见到的(将生物体分类为属和种的专业分类表,如图1.1所示)。但实际上,专业分类表可以在任何领域中找到,每个领域都可以将事物依据其共同特征组合成类型或共相。后面将深入细致地讨论专业分类表。

"层次结构"(hierarchy)是指一个图论结构(如图1.1所示),它由节点和边组成,其唯一的最顶端的节点("根")与其他所有节点以唯一分叉的形式连接(因此根下面的所有节点都有且只有一个父节点)。

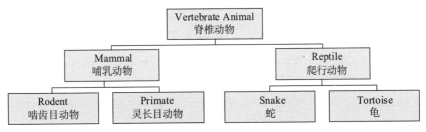

图1.1　一个简单的脊椎动物专业分类表的片段

　　"类型"或"共相"是层次结构中节点所指称的世界中的实体(在这里以框形式出现),如图 1.1 上列出的生物门(phyla)、纲(class)和目(order)。由于我们经常会以广义的和一般意义上的方式来使用"实体"(entity)这一术语,在此暂时将其定义如下:

　　实体＝定义:任何存在的东西,包括物体(object)、过程(process)和性质(quality)

　　因此,"实体"也包括表征、模型、图像、理念、言论、文档、观察资料等。

本体是表征性工件

　　本体表征(或试图表征)现实(reality),这样使得许多不同的人都能够理解其所包含的术语,进而理解这些术语所表征的现实中的实体。对我们来说很重要的是,本体的设计主旨是用于支持科学理论的发展、检验和应用,因此它们与科学教科书中的普遍术语(general term)所表征的实体在很大程度上是相同的。本体由以某种方式排列在一起的术语组成,术语是表征的一种重要的子类型:

　　表征(representation)＝定义:指称其他若干实体的实体(例如,术语、想法、图像、称谓、描述、文章)

　　当约翰想起伦敦的塔桥时,他的脑海里有一个关于或指称自身以外的某实体的表征,该实体即泰晤士河上的某座桥。同样,当萨莉通过显微镜看到排列在载玻片上的细菌时,脑子里浮现出的想法是:"我看到的是*大肠杆菌*。"这些想法涉及他们自身以外的表征并指称现实的某些实体——在这个例子中,即载玻片上的细菌。人类思想的最基本的特征之一是:信仰、欲望和经验通常都指向其自身以外的、与其相关的某些实体。注意,一个表征(例如,你对祖母的记忆)可能是属于或关于给定实体的,即便它遗漏了其目标实体诸多方面的信息。另外需要注意,表征也可能是模糊的或模棱两可的,甚至是错误的。

工件

　　工件(artifact)＝定义:人为设计的(或在某些临界情况下,被人为选择的)以满足特定目的的事物

　　"工件"来自拉丁语,意思是"人类技能"或"产品"。工件包括刀具、衣服、纸张、汽车和硬盘等。所有的工件都是公用的实体,从这个意义上说,至少原则上它们可以被团体中的多个个体获得和使用。

表征性工件

　　表征性工件(representational artifact)＝定义:以表征为目的的工件。

因此,表征性工件是被设计和制造的、具有某种公开形式或格式的、关于某事物(即现实的某一部分)的工件。表征性工件包括符号、书、表格、图画、地图和数据库等。

对我们来说,表征性工件的一个重要的特征是,它们附带着解释自身的规则。地图不仅仅带有颜色编码,还附带图例或表格,用来解释这些颜色编码所表征的实体(如国家、海洋、山脉等)。这些图例有很多本体的特征,包括支持信息整合的特征;例如,使用共同图例的地图能更容易进行比较和组合。

一个简单的表征性工件的例子是:萨莉基于她几年前访问伦敦时的记忆所画的塔桥(Tower Bridge)。萨莉的记忆和她脑海里的图像都是认知的表征。相反,她的绘画则是一种表征性工件,独立于这种认知表征而存在,并将这种认知表征转化为可被公开观察和检验的事物。就像萨莉对塔桥的记忆可能或好或坏,或准确或粗略;她在这个记忆基础上创建的表征性工件,同样可能或好或坏、或准确或粗略地表征其所要指称的实体。

本体是一种工件,因为它是人类为了达到某种目的而有意制造或构建的事物,并且在某种意义上,正如萨利的绘画,本体用于构建其人类创造者的公开的心理表征。虽然并非所有的表征性工件都是本体,但所有本体都是表征性工件,因此,所有表征性工件所具有的特征本体也都具有。

表征单元和复合表征

表征单元和复合表征是非常常见的表征类型——实际上涵盖了使用书面或打印的语言来表征事物的所有文档(documents)。例如,某个观看约翰的人断言的一个复合表征"约翰正在喝一杯水",指认(pick out)出世界中发生的一个过程。该复合表征中的表征单元包括"约翰"(John)和"杯"(glass),它们是句子中所包含的最小语言指称块(字母"J""W"等不指称或表征任何事物)。其他表征单元的例子包括图标、名称、简单单词形式、或可能在患者记录或汽车零部件目录中找到的字母数字标识符。

表征单元(representational unit)=定义:没有表征单元作为其真子部分的表征。

复合表征=定义:由作为其组成部分的子表征所构成的表征,其方式类似:段落由句子构成,而句子又由词构成。

注意,许多图像并不符合这里的所定义的复合表征,因为它们不像分子由原子构成的方式那样由最小表征单元构成(像素不是表征单元,因为它们不是表征)。而地图则通常由包含表征单元(例如,城镇或小山的名称)和图像类元素(例如,用于表示斜坡的阴影)的若干部分构成。

关于"术语"的说明

在后面的篇幅中,我们经常会使用"术语(term)"这个词来称呼本体中构成表征单元和复合表征的单数名词和单数名词短语。本体中的术语是用来表征世界的语言表达式,并且尽可能地从相应学科的人类专家所使用的标准术语集中提取(因此术语不同于编程语言中使用的那类标识符,也不同于序列号或信用卡中使用的字母数字的 ID)。我们所认为的术语的例子包括:

主动脉 (aorta)	辛辛那提的居民 (resident of Cincinnati)	血压 (blood pressure)
外科手术 (surgical procedure)	吸烟行为 (smoking behavior)	温度 (temperature)
人口 (population)	患者 (patient)	血液葡萄糖水平 (blood glucose level)

在这个意义上,术语可以指称单个实体、实体的集合或实体的类型。

本体应当包括哪些术语,由以下因素决定:(a)本体的选定范围(由本体的设计目标决定);(b)本体的可用资源;(c)本体要表征的领域的结构;(d)科学家关于该领域所包含相关实体及其称谓的共识。

本体、术语集、概念学

在我们的本体方法论中,我们认为应该无可辩驳地将本体理解为一种表征性工件,其表征的实体是现实中的实体——如细胞、分子、生物体、行星等。由于开发人员无意识造成的某种类型的错误,使得有些本体包含一些根本不指称任何实体的术语,但即便在这样的情况下,本体中的这些有问题的术语仍然是有指称意图的(如"燃素"和"以太"等曾经的术语就是这样)。

本体中术语与所指物(referent)之间的关系类似于外部指向性的关系,例如,我们断言"牛津"指称牛津,或"罗纳德里根"指称罗纳德里根。即使在像精神功能本体(Mental Functioning Ontology,MFO)[2] 的这样本体中,我们仍然可以说术语指称实体,例如心理过程指称的是存在于人头脑中的实体。本体中出现的像"心理过程(mental process)"这样的术语指称现实的某部分,与那些指称物理实体(如分子或行星)的术语,其本质是相同的。

令人感到困惑的是,MFO 中术语和它们现实中的精神目标之间,除了存在指称(reference)或关涉性(aboutness)的这种关系以外,还存在语言和思想之间的另一种关系，我们可以称之为术语到概念的关系。后一种关系的存在所基于的事实是：当人们使用术语时，他们可能将这些术语与各种心理表征（有时称为"概念"）联系在一起。

本体与术语集：国际标准化组织的例子

术语到概念的关系，在*术语学*中发挥了核心作用；术语学可以说在某种程度上是当代本体论的先驱。术语学已发展为一种处理大型技术性词汇的有效手段，特别是在商务、制造、国际贸易和运输等领域；术语学家对术语使用的兴趣尤其体现在标准化和技术语言之间的翻译两方面。术语学的核心是概念，因为在术语学家看来，当一个术语从一种语言转换为另一种语言时，它所传递的正式是某些*概念*，各个语言的使用者都认为这些概念是共同的。

这些观点构成了国际标准化组织（ISO）术语工作的基础，该组织追求的目标是实现"*在概念层次上*对科学技术知识进行整理"（强调）[3]。ISO 希望通过这种方式来支持译者的工作，从而支持不同语言表达的数据的收集。例如，ISO 标准 1087-1 将术语视为概念的指称（denotation），"概念"的定义如下：

基于一组对象的共同特性进行抽象形成的思维单元[4]。

这个定义的背景是一种概念习得（concept acquisition）的观点，根源于维也纳学派[5]的现象学（phenomenalist）思想。这个观点认为，概念习得是基于事实的，当我们感知环境中的对象时，我们能洞察出其某些相似性——例如在一匹马和另一匹马之间，或者在一个红色事物与另一个红色事物之间。然后，基于这些对象所抽象出来的相似性，我们学习构思出相应的特性。

这些特性通过组合形成了概念。特性组合成概念的方式有很多种（例如：{红色，球形}，{患病，女性，不吸烟者}，{用西红柿酱，用莫泽雷勒干酪，用意大利辣香肠}），对于每一个这样的特性组合，理论上至少有一个与其对应的概念。不同语言的术语之间的等价关系，实质是就是相应特性组合之间的对应（correspondence）关系。ISO 认为，某些术语是等价的，前提是当且仅当它们指称同一个概念。

ISO 及受 ISO 启发的本体学家们没有考虑的问题是，我们如何获得（gain access）这些被认为独立于语言层面的概念和实体。同样要注意的是，ISO 自己的标准化方法却并未始终遵循这种"概念层面"的方法论。例如，ISO 3166-1 标准中定义了一个广泛用于标识国家及相关实体的代码集。目前，ISO 3166-1 为 249 个国家、属地和地理相关地区分配了官方的双字母代码。例如，分配给法国的代码是 ISO 3166-2:FR。而该代码分配的是法国（France）本身——也被指称为 *Frankreich* 或 *Ranska* 的国家。该代码并没有被分配给法国这个*概念*（不管它可能是什么）。

概念取向

我们并不否认心理表征在本体的世界有一定作用。例如，当生物审编者使用本体来标记数据、文献或博物馆目录时，他们的头脑中就会出现某些想法或图像。如果"概念"用于指称他们对所使用术语含义的理解，那么也可以说他们头脑中有概念存在。同样也可以说，诊断患者时医生的脑子里是有概念的。事实上，当一个医生误诊患者时，则很可能概念*只存在于医生头脑中*——在患者那一端并不存在与该概念相对应的东西。

由于这一原因及 ISO 的影响等其他原因，将本体作为概念的表征的观点，尤其在医学或卫生信息学领域占据了主导地位[6]。然而，最近，这种"概念取向"受到了"实在论取向（realist orientation）"的挑战[7]。对于实在论者来说，本体的目标并不是描述人们头脑中的概念。相反，他们认为本体是一种科学的工具，而本体学家也像科学家一样，只有术语、称谓或编码等语言实体表征的是现实中的实体时，他们才会对其感兴趣。本体的目标是描述并充分表征现实结构，而这种结构与科学家所使用的普遍术语（general terms）相对应。

哲学和历史背景下的概念主义

本体中的术语所表征的是我们关于现实的概念，这一观点的另一个发源是属于认识论的，而且整合了当代本体论历史上所谓的"知识表征"[8]，它能把本体与人工智能 / 计算机科学领域联系起来。有人认为，因为我们的知识是由概念构成，那么表征知识 [在这个语境下大致意思是：逻辑地表征信念或科学家的本体论承诺（ontological commitment）[9]] 必然蕴含（imply）表征概念。这一假设反过来往往伴随着另一个观点，即认为我们无法直接了解现实或了解现实中事物的本身，而只有通过我们自己的思想或概念的介导（mediate）才能接近现实。

这在知识的哲学思辨史上并不是一个新观点。例如，康德所推崇的一种观点——认识论的表征主义（epistemological representationalism）（也有译为表象主义），该学说认为我们的观念、思想、信仰和理论最多只是关于我们的构建或投射，而且只是对某些外部现实中独立于心智（mind-independent）的实体的间接描述（如果有的话）。另一方面，认识论的唯心主义则是一种更为极端的学说，认为我们的观念和思想根本不是关于现实的，而是完全关于精神对象的，例如感知、外观、想法或概念；因为对于唯心主义者来说，这就是一切。例如，按照爱尔兰哲学家乔治·伯克利（George Berkeley）的表述："存在即被感知"。类似地,在"基于知识的系统"领域中,本体被定义为"关于可存在于知识智能体(knowledgeable agent)头脑中的实体的理论"[10]。

与这种观点相呼应的是,许多知识表征领域的研究者认为,本体应该主要理解为对概念性东西的表征。例如,汤姆格鲁伯(Tom Gruber),他是开发出iPhone 的 Siri 应用程序的本体学家团队的一名领导者,他将本体定义为"共享概念模型的形式化规范说明"[11]。

实在论和本体论

相比之下,这里所捍卫的本体论(Ontology)认为,本体中的术语表征世界中的实体——我们可以说,本体所包含的是:与各领域科学家使用的普遍术语有关的、现实世界的知识。

关于外部世界是否可知的哲学辩论,有一段漫长而复杂的历史,我们在此不再赘述。然而,我们可以自信地断言,无论是历史上哲学还是当今的哲学,表征主义者和唯心主义者的立场都远非主流哲学观点。关于当今的哲学倾向,表 1.1 所列的调查结果提供了一些经验证据。在 931 名被调查的哲学教师中,只有 4.3% 的人支持唯心主义,而 81.6% 的人赞成某种形式的非怀疑论的实在论(realism)[12]。

表 1.1 PhilPapers 哲学调查结果

外部世界:唯心主义,怀疑论,或非怀疑论的实在论(External world:Idealism, skepticism, or nonskeptical realism?)	
接受或倾向:非怀疑论的实在论(Accept or lean toward: nonskeptical realism)	760/931(81.6%)
接受或倾向:怀疑论(Accept or lean toward: skepticism)	45/931(4.8%)
接受或倾向:唯心主义(Accept or lean toward: idealism)	40/931(4.3%)
其他(Other)	86/931(9.2%)

的确,我们只有通过所拥有的特定感官和认知能力,才能感知现实。但这并不意味着,我们所拥有的经验和概念不提供关于现实本身的信息;除非有证据表明,我们的感官和认知能力确实无法理解现实——而这正是问题的所在[13]。

确实,我们的认知能力并不能揭示现实的全部真相;但这并不意味着它们所提供的信息不能表征现实。因此,这需要进行单独论证。这里所捍卫的立场,属于*认识论的实在论*(epistemological realism),它认为:理解主体认知能力与现实之间关系的最可信方式是我们与生俱来的能力——就像眼镜、显微镜和望远镜一样——确实能我们提供关于现实的信息。它们在不同的粒度水平上，逐次递进地给我们提供关于现实的信息，尽管偶尔需要修正。而修正的源泉之一是科学方法的应用，科学方法本身是一个不断进行数据收集、理论化、利用科学实验支持人类感知以及产出成果的过程。尽管随着时间的推移，这些结果到头来可能存在错误，但这也是一定程度的自我修正。

　　另一个反对本体表征概念这一观点的理由，本质上是启发式的。事实上，正是本体开发者对该观点的接受助长了某些类型的错误的产生，其中最突出的就是绪论中提到的各种使用与提述（use-mention）错误。医学系统命名法（Systematized Nomenclature of Medicine，SNOMED）[14]，是一个处于领先地位的国际临床术语系统，在 2010 年及以前发布的版本中将"紊乱（disorder）"定义为"一种概念，其中存在某个明显或隐含的病理过程，从而引起一种疾病状态，该状态在一般情况下会存在相当长时间。"。同时，它又将"概念"定义为"具有唯一性的思想单元"。于是可以得出，紊乱是一种思想单元，其中存在引起疾病状态的病理过程，因此要根除一种紊乱，就需要根除掉一种思想单元。认识到这方面的混乱后，2010 年 7 月以后的 SNOMED 版本已经包含了警告：

　　概念：一个模糊的术语。根据语境，它可以指如下内容：
- 一个被分配了唯一概念标识符（ConceptId）的临床观念。
- ConceptId 本身是概念表格（Concepts Table）的键（在这种情况下，使用术语"概念代码（concept code）"会更清晰）。
- ConceptId 的现实世界所指物（referent），即 ConceptId 所表征的现实中实体的类 [15]。

准确表征现实中的实体

　　如果基于我们实在论者的观点，来理解诸如本体及其包含术语等表征性工件，会有何启发呢？再次假设，莎莉试图通过绘画来创造一个指称塔桥的表征性工件。我们认为，莎莉想画的不是她头脑中的心理表征，也不是她头脑中的记忆，而是塔桥本身。如果萨莉未来有机会再次看到这座桥，并与她所画的图进行比较，她可能会发现一个错误或者在图中没有的细节，并决定修改以创建一个更准确的表征——即便她的原始记忆中并没有这些额外信息，也会如此。此外，如果其他人看到这张塔桥的绘画并批评它的准确性，他们的批评将基于图纸和桥梁本身的相关事实，而非记忆或心理表征的相关事实。可以想象，莎莉的记忆可能是错误的，有可能发现这幅图画的根本不是塔桥，而是切尔西桥（Chelsea Bridge）。那么她需要做的，就不是纠正或改善绘画本身，而是给它一个新的称谓。

同样，所有这些也适用于科学家所创造的表征。当构建这样的表征——无论是在教科书中提出的科学理论，还是期刊文章或数据库中的内容——目标都不是以公开可获取（publicly accessible）的方式来表征科学家头脑中的心理表征或概念。相反，所要表征的是这些表征所表征的现实中的事物。例如，当我们查询基因本体注释数据库（Gene Ontology Annotation Database），想要找出哪种 HOX 基因对*果蝇*触须发育起作用时，我们对数据库或所发表文章作者的概念或心理表征并不感兴趣；而是对 HOX 基因本身和果蝇触须发育过程感兴趣。

注意使用与提述的区别

前面我们已经指出了使用与提述（use-mention）的区别在于：*使用*某个词是用来指称现实中的某一事物，而*提述*该词则是用来说明关于这个词本身的一些事情。因此，查阅（*使用*）元素周期表以了解化学元素是一回事；谈论（*提述*）元素周期表是人类知识历史上的一项重要创新，则完全是另一回事了。我们指出，混淆使用与提述是本体构建过程中的一种常见错误，与"本体中的术语是表征或指称头脑中概念"这一观点密切相关。

避免此类错误，只需谨慎使用语言。因此，人们可以使用"塔桥"这个短语来指称现实中的物体，如"塔桥是伦敦泰晤士河上著名的建筑物"。然而，人们也可以提述该短语，例如一个讲英语的人说："'塔桥'被用来指代伦敦泰晤士河上的一个的建筑物"或"'塔桥'（这个英语单词 Tower Bridge）是由拉丁字母表中的 9 个字母符号组成的"。

类似的考虑也适用于前面讨论过的塔桥的画。我们可以用这样的一幅画来解释塔桥是什么，它的独有特征是什么。这种情况下，这幅画被用作伦敦某座桥的表征。但我们也可以提述该画，将它和它的属性作为叙述的明确主题，例如"这幅画是用纸和笔画的"，或者"这幅画有 100 年的历史"。这样，然后我们做出的断言是关于表征本身，而不是它所指称的事物。

在以术语为中心的信息技术领域中，使用与提述混淆的错误十分常见，这些错误可能与许多计算机建模者的习惯有关，他们习惯于对计算机内的模型元素使用与这些元素所指称的真实世界对象相同的术语。正如 Daniel Dennett 所指出的，计算机和信息科学家经常对使用与提述问题不敏感，因为他们的术语所指称的对象只是家里计算机的内部（或数学实体的领域内）的实体[16]。在这种情况下，冰箱被标识为（被"建模"为）冰箱序列号；人则被标识为社会保障号码（social security numbers）。2007 年 HL7 社区所提议的"电话"的定义为：

"电话：电话是一种具有'Telecom'数据类型的数值的观察值[17]"。我们将在第4章中看到，本体中的术语的定义，是该术语的实体必须满足的必要条件和充分条件的陈述。人们从 HL7 以及类似的医疗现实"建模"实践获知，如何将"电话"这个术语作为 HL7 表征性工件的一部分来使用。使用与提述的合并，导致把电话与某个模型中关于电话的表征的数据类型相混淆了。类似的，微软的 HealthVault 将健康记录项（health record item）定义为"可通过 HealthVault 服务访问的单个片段的数据"[18]；然后，将"过敏"定义为"表征包含过敏的健康记录项的类型"的类[19]。因此，过敏不是定义为一种身体状况，而是在微软 HealthVault 中的一段数据。

在熟练的计算机建模者手中，使用与提述的混淆并不一定会造成严重的错误；然而，在试图构建连贯一致的多个本体时则是致命的。

本体表征的共相、定义类及其之间的关系

在本章的开始，我们将本体定义为"一个表征性工件，包括一个作为其真子部分（proper part）的专业分类表，其表征旨在指称共相，定义类，和它们之间特定关系的某些组合"。

到目前为止，我们已经详细讨论了这个定义的第一部分：本体是一个表征性工件。我们认为，理解本体作为表征性工件的最佳方式是将本体视为表征现实中的实体，而不是表征人类头脑中的概念或其他种类的心理表征。我们现在转向这个定义的第二部分，它规定了当我们谈到"共相，定义类，以及它们之间的某些关系"时，所要对应的是现实中的什么。

科学的目标是表征现实的普遍特征

科学探究的一个基本假设是，自然界至少在某种程度上是结构化的、有序的和有规律的。科学实验涉及观察更普遍类型的特殊实例，如那个*显微镜*下的这个*真核生物细胞*，那个烧瓶中的这一份水，弗兰克体内的*癌症*（其中所有斜体的术语指认的是共相）。在这里，"这个""那个"和"弗兰克"指认的是在实验室或诊所观察到的实例。科学的最终目标是通过对这些殊相（particulars）[20]的观察和操纵，以便构建、验证或证伪普遍的陈述和定律；后者反过来又将协助进一步解释和预测现实世界中其他实例级别的现象。

本体论关注的是在普遍理论层面上的科学结果（科学的共性和规律）的表征，而非特殊的事实。更确切地说：它所编码的对象是关于现实事物普遍特征的信息，而非特殊个体、时间或地点的信息。

本体实在论

因此,问题就产生了,现实中究竟什么是普遍的? 科学家在制定理论所使用的普遍术语是关于什么的呢? *"现实中什么是普遍的?"* 这个问题大致上等于另一个问题:是什么使科学的概括(generalization)和定律性陈述为真? 类似 "真核生物细胞" 这样的术语所指称的实体,它们具有什么共同特征,使其构成一种类型或共相? [21] 我们所称的本体实在论(ontological realism)对这个问题的首选答案是:*存在某真核生物细胞共相,所有特殊的真核生物细胞都是其实例。* 基于这个观点,共相是现实中有待发现的结构、秩序和规律——即各种相似性——的成因。谈论共相就是谈论某自然类(natural class)或自然种类(natural kind)(如*细胞,生物体,脂质或心脏*)的所有成员都有的共同之处。因此,通过断言某些个体是某共相的例示(instantiate),我们就能捕捉到 "该特定共相的成员在某些方面是类似的" 这一事实。共相是可重复(repeatable)的,即它们可以被多个对象多次例示;而殊相,如这个特定的细胞,你的宠物猫Tibbles,威奇托城的第一个市执行长(city manager),则是不可重复的:在任一给定时间它们仅存在于一个地方。

在西方哲学史上,这种承认共相存在于其实例的实在论方式,起源于亚里士多德的著作。亚里士多德(基于我们这里假设的简化读本)认为,共相是独立于心智的现实特征,仅被其实例所例示。心智可以通过关注和抽象来获得特殊事物所例示的共相——例如,两个共相,*红色*和*球*,可以从我们看到的地板上几个特殊的红色球中抽象出来。这些殊相的共同点是,它们都是红色的,而且都是球。共相*红色、球*和*球形*,存在于我们所看到的地板上的这些特殊实例中。对于亚里士多德来说,必须存在一些殊相(实例)来 "支撑" 共相的存在,即共相的存在依赖于这些殊相的存在。在我们看来,这种共相正是科学所要探究的主要对象,也是科学本体中所要表征的主要对象。

然而,我们在许多方面和亚里士多德最初的理论有所不同,很大程度是因为亚里士多德生活于达尔文之前,存在时代局限性所造成的。其中一个重要的区别是,我们承认共相不仅存在于诸如酶和染色体等天然物体领域,而且还存在于在诸如烧瓶和注射器等物质工件领域,以及诸如纸币和科学出版物等信息工件领域。

形而上学唯名论

除了实在论以外,关于共相的另一个主要观点是唯名论(nominalism)。唯名论声称只存在特殊(不可重复的)实体。不存在(可重复的)共相;在现实中,对象之间没有普遍性或共性。当我们指称诸如细胞、电子、分子或球形等某种或某类别的事物时,我们仅仅使用一个名称("唯名论"一词来源于拉丁文名词"名")来表示相关的多个殊相实体。从这个观点来看,现实中并不存在我们在自然界中所观察到的秩序和规律,也没有某种类事物在某些特征或属性上表现出相似之处。

对于极端的唯名论者来说,我们用来指认现实实体集合的普遍术语是随意的,也就是说,它们只反映了我们对实体所选择的分组和关联的普遍词语或概念。现实中并不存在种类层次上的联合或划分;所有关于普遍事物的判断,都是我们对现实强加了某种秩序,现实本身并不具有这种秩序。

正如我们所看到的,在信息学研究领域中有一些人认为,本体类似于现实的概念体系——它表征科学家关于现实的看法,而非现实本身的普遍特征。该观点的支持者之所以接受它,是因为他们坚信我们对现实是不可知的,可知的是我们自己的概念体系(conceptualizations)[22]。这就把科学追求的普遍知识对象都归到了概念(这似乎暗示着整个科学将是心理学或者是语言学的一个分支)。

关于"现实中什么是普遍的"这一问题,实在论者和唯名论者之间的争论由来已久;对于我们为什么选择站在实在论者一边,在这里我们只打算讨论其中两个原因。

首先,非常清楚的是,唯名论者未能解释在避免使用共相的情况下,如何将普遍术语和概念应用于现实。例如,考虑一下由所谓的"相似唯名论者(resemblance nominalists)"所提出的关于生物学范畴*哺乳动物*的解释[23]。他们说,"哺乳动物"这个词是人类基于感知或假定的相似点或相似之处发现的、用于对现实中的不同个体进行分组归类的一个词。本体实在论者会坚持认为,对于所有这些事物的共同之处,确实存在真正的特性或特征(共相);而相似唯名主义者则坚信仅仅存在个体以及个体之间的相似关系。然而,这些"相似关系"或"相似"本身是什么呢?推测所有哺乳动物之间存在某种"相似关系"R,同时也有某种"相似关系"R*存于所有植物之间。显然 R 和 R* 必须是不同的关系,否则我们会经常把哺乳动物错当是植物,反之亦然。所以对于唯名论者的问题是:是什么使得具有相似性 R 的所有实例彼此相同,又不同于那些具有相似 R* 的所有实例呢?在否认诸如*哺乳动物*或*植物*等共相的存在的同时,唯名论者可能在不同种类的事物间所存在的不同种类的相似性关系的层面上,重新引入这些共相。

反对唯名论的第二点原因是,它使我们无法解释科学的成功;科学能实现精确预测,是建立在普遍规律的基础之上的。我们无法理解科学的这一能力,除非我们假设科学之所以具备该能力,是因为它本身关注的不是事物的特殊实例,而是通过特殊事物例示的可重复特征所形成的普遍模式或结构。例如,

脂类是一种共相,科学家们能够识别脂类,不是根据约翰身体中的脂肪、或琼斯教授实验室的固醇、或者当地药房的瓶子中的脂溶性维生素等特殊实例,而是通过这些特殊实例所共有的普遍特性或特征。

共相和殊相

与共相(universals)相反,殊相(particulars)是现实中限定于特殊时间和地点的个体事物。殊相例示(instantiate)共相,但它们本身不能被例示。例示同一共相的两个殊相,在某些相应的方面是相似的。殊相存在于在空间和时间中。多种殊相能相互作用,能被人的眼睛看见,也可以被触摸和嗅到,以及拍照或称重等。相比之下,共相只能通过更复杂的认知过程获得。

表 1.2 博尔赫斯的(Borges's)天朝仁学广览

乔治·路易斯·博尔赫斯在他的《约翰·威尔金斯的分析语言》中描述了"中国的一部百科全书"——《天朝仁学广览》,在这本书中,动物被分为:
1. 属于皇帝的
2. 涂香料的
3. 驯养的
4. 哺乳的
5. 半人半鱼的
6. 远古的
7. 放养的
8. 归入此类的
9. 骚动如疯子的
10. 不可胜数的
11. 用驼毛细笔描绘的
12. 诸如此类的
13. 刚打破花瓶的
14. 远看如苍蝇的

来源:Jorge Luis Borges, Other Inquisitions: 1937 - 1952(Austin: University of Texas Press,2000), 101.

我们如何确定某普遍术语(例如"H_2O 分子"或"细胞"或"哺乳动物"或"运动多功能车"或"ABBA 的前粉丝")指认的是一个共相? 这个问题的答案不容易给出,正如我们很难回答问题"我们如何确定一个给定的陈述是否为真?"或者"我们如何确定一个给定的陈述是否为众所周知的真理或表达的是自然规律?"。然而,正如我们可以识别出一些明显的事实真相(红色是一种颜色)和谎言(地球形状像一个立方体)那样,我们也可以识别出某些明显是指称共相(如化学元素名称)的普遍术语和某些明显不是指称共相的普遍术语

（如表 1.2 所列的大多数的指称类型动物的术语）。

尽管我们不能给出直接识别这类术语的算法，但可以提供若干经验规则，如框 1.1 所示。如果某个普遍术语对所有或几乎所有的问题的回答都是肯定的，那么就能有力说明它指称共相。

框 1.1　普遍术语是否指认共相？

1. 我们是否可以指出（或通过实验分析鉴定）这个术语所适用的殊相实体（这些实体即为问题中共相的实例）？

2. 这个术语的所指物（referent）是否是可重复的或可多重例示的，从而表明它具有开放式的实例族（open-ended family of instances）？

3. 所考察的普遍术语在逻辑上能否分解成更简单的普遍术语？例如，普遍术语"女性或携带雨伞的"就是一个反例。

4. 所考察的普遍术语或其同义词是否用于多个科学定律中？

5. 如果这个术语由其他术语组成，那么这些术语是否都为普遍术语？如果是，那么这些普遍术语（或者组成它们的最终的普遍术语）是否对该列表中的其他问题给出肯定答案？

然而，对于给定术语是否指称共相的决定，总是存在被修订的可能性。例如，我们可能发现，普遍术语指的是多种不同的疾病（如"糖尿病"和"肝炎"）。然而，这种可修订性，对于我们处理本体中的共相或普遍术语来说，并不是特别关注的问题，而是整个科学的一个不可避免的特征。

空的或可能为空的普遍术语

本体是一种表征性工件，其目的是表征现实中的普遍事物。换句话说，本体与共相的表征有关。对许多普遍术语来说，科学在其任何发展阶段都会给我们信心，让我们确信所讨论的术语所指称的是共相。另一方面，对一些候选本体术语，我们有类似的信心认为它们并不指称共相，例如，"独角兽"，"永动机"，或"规律吸烟者且与某素数相同"。严格意义上来说，这些术语并没有指称任何东西，即不存在任何殊相适用该术语。

然而，有一些普遍术语无法确定其是否指称共相。在 18 世纪，出现过一个短暂的术语"燃素"（phlogiston），后来这个词失宠了；最近出现的术语"希格斯玻色子"（Higgs boson）的情况也是如此。这类情况尤其容易出现在科学进步日新月异的领域。一般而言，创建本体是用于描述已获确认的科学理论内容——这类教科书中的内容，供新一代的科学家使用，他们希望通过学习这些普遍的理论框架，来支持其提出新的、有争议的假设和方法。在这种情况下,可以实验性地创建本体,以便撷取科学前沿仍在探索的各种备选假说。但是,在这类本体中使用术语仍然是试探性,也就是说,并未涉及本体论承诺(ontological commitment),直至科学争议得到解决、或该术语不再受青睐或某所指物被安全地赋予。

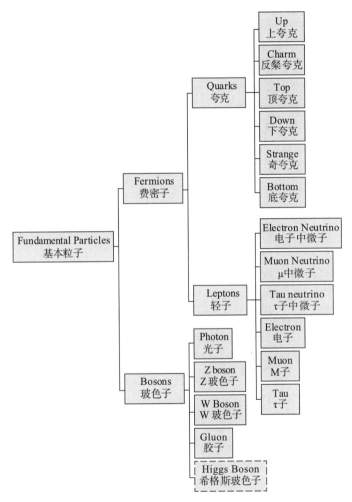

图1.2 使用了认为是推测性术语的"希格斯玻色子"的实验性本体

这种实验性或临时本体(参见图1.2的例子),相当于为将来预留了一些术语或代码。例如,所创建的数据库中包含产品序列号。一些序列号将在适当的时候用于跟踪实际生产的产品;而另一些则可能用于库存计划或类似的目的,这也是暂时性的,也就是说不涉及本体论承诺[24]。

共相与类

另一组问题产生的原因是:科学经常使用的一些普遍术语来指称现实中的一些殊相,但其对应的共相并不存在(根据我们在框1.1中的问题)。例如"莱比锡的吸烟者""在恒河里沐浴过的印度教教徒""芬兰间谍"等。

在了解了在实在论框架内如何处理这种情况之前,我们首先要区分共相和形成其外延(extension)的类(Class)。例如,*细胞膜*共相的外延是所有细胞膜的类。不只是共相有外延,普遍术语也有。普遍术语"细胞膜"的外延与共相*细胞膜*的外延是相同;然而,即使这些普遍术语没有与之对应的共相存在,只要它们不是空的,也具有外延。

在我们看来,类的定义是:符合给定普遍术语的殊相的最大集合。所有(非空的)普遍术语的外延都是类(我们这里不讨论空的普遍术语是否有外延的问题)。例如,哺乳动物的类是所有哺乳动物的最大集合。H2O分子的类是所有H2O分子的最大集合。术语"哺乳动物"适用于这个类的每个成员,并且这个术语所适用的每个殊相也都是这个类成员。每个共相都有对应的一个最大类作为其外延。我们可以将这样的类称之为"自然类(natural classes)"。例如,头发短于一寸的所有人类个体这个类,指认了现实中个体的一个类,但它并不是一个自然类,所以没有理由认为这个类对应于一个共相。

但是,在本体中仍然有理由纳入这样的术语。例如,在进行临床研究时,我们可能会有关于"诊断为高血压的人","在佛蒙特出生的人","母亲去世的人"等数据。与这些术语相对应的类,是根据人类所定义的选择标准来划分的。因此,我们将在下文中"定义类(defined classes)"来称呼它们。

至少存在两种明显不同的定义类:

1. 基于普遍术语定义的、缩略为指称共相的若干术语的逻辑组合形式的类。这些类又可细分为两种:

a. 基于选择定义:例如,*有绿色眼睛的妇女,经过磷酸化的蛋白质分子,经过消毒的手术刀*。这样的类是给定共相外延的子类,在最简单的情况下,它们是通过逻辑合取(logical conjunction)来定义的;它们经常涉及与所讨论的实体历史有关的特征,还包括所讨论实体历史上并未发生物理变化的情况;

b. 基于组合定义:在这里,类的定义涵盖的成员来自两个或多个非重叠共相的实例,例如,*现行成本项(定义为现金或应收账款),雇员(定义为领工钱的雇员或领薪水的雇员)*。这些类是给定若干共相外延的并集,在最简单的情况下,它们是通过逻辑析取(logical disjunction)来定义的;

2. 基于普遍术语定义的、缩略为指称共相的术语与指称殊相的术语的逻辑组合形式的类,例如,*目前生活在德国北海岸的妇女,1980年之后出生的男性运动员,西半球目前感染艾滋病毒的人*。

值得注意的是，一些指称共相的术语的逻辑组合，所得到的复合术语本身也指称共相。生物学的术语实践，能最好地指导我们去了解生物学家在本体意义上所致力的那些共相；它告诉我们：基于*真核生物*和*细胞*这两个共相的逻辑合取来定义的术语，指称一个更具体的共相——*真核细胞*。然而，这些术语实践也告诉我们，即使哺乳动物和电子都是共相，也不存在哺乳动物电子这一共相——因为这个术语不能体现自然界的这些实体之间所具有的有科学意义的相似性。（因此，将该术语纳入一个旨在支持科学推理的本体中也是错误的。）然而，"哺乳动物电子"这一术语，则可能会被添加到用于支持某特殊应用的本体中。这样，它就指归属于列表中的细类（1a）下的定义类了。

类似地，以（1b）所述方式来定义的术语，指认的是定义类而非共相，因为它们明确地将逻辑析取（disjunction）作为其定义的主要特征。像"哺乳动物或细菌"这样的术语并不指称共相，因为它们没有指认出科学上有意义的实体集合。这类析取术语，虽然它们在某些实际用途上可能是有用的，但基本上只属于我们所能想到格里蝾螈（Gerrymander）类。

要想了解为什么（2）中所描述的术语不指认"共相"，请考虑"目前生活在德国北海岸的妇女"的这个表达式。它指的是特殊地点和特殊时间的特殊女性的特殊集合。按照框 1.1 中提供的标准：可以指出某些个体是属于该类的实例（甚至是：成员）（1），但该类所识别出的特性是不可广泛重复的（2），另外它不是只包含普遍术语（3）（"目前"和"德国北海岸"是指称特殊时间和特殊国家及地点），而且很明显不在任何科学定律或理论中（4）。再次，这些类通常都是研究特定问题或课题的科学家才感兴趣的，例如在公共健康分析或涉及特定对象人群的临床试验的背景下。例如，一位科学家可能正在研究巴尔的摩市的、特定年份出生的、不吸烟青少年的糖尿病发病率。然而，根据这些试验得出的所有科学结论本质上都将是普遍性的，并通过指称前文所述的共相来制定。

共相、共相的外延和定义类，对于实现本体论目的（ontological purposes）都很重要。然而，正如后面章节更清楚阐明的那样，仔细区分共相、共相外延和定义类是非常必要的，并且以科学研究为目的的本体构建，首要的是准确表征共相。

本体中的关系

在我们对本体的定义中，最后一个要素是指存在于共相及定义类之间的关系。关系的大概意思从常识上来说是很熟悉的。在曼哈顿的一家咖啡馆中，一位正在用笔记本电脑打字的女士，与其他几个实体存在着若干关系，而每个

其他实体又与另外的实体有着多重关系。她是

- 生物体的一个实例,
- 某位股票经纪人的女儿,
- **例示**坐着的性质,
- **被**一把椅子所支撑,
- **邻接**于柜台,
- 位于曼哈顿,
- 与其配偶已婚。

   同时,

- 她手臂是她身体的一部分,
- 她笔记本屏幕是其笔记本电脑的一部分,
- 她的拿铁咖啡比她邻座的咖啡**更冷**,

   等等,还能不断扩大。

   类似地,如果一座桥的正下方发生爆炸后立即倒塌,那么我们可以断言,爆炸事件与桥梁坍塌事件构成因果关系,爆炸事件发生在某特定时间,而桥梁坍塌事件发生在该特定时间之后,等等。

   然而,在构建本体的过程中,我们不仅对这些实例之间的关系感兴趣,还关注其相应共相之间的关系。例如在生物体类型和典型解剖部位之间、在事件类型和它们的时空位置之间、在事件类型和参与其中的物体类型之间的关系等。例如一个普遍公认的例子:哺乳动物的每一个实例都包含大脑的某实例**作为**其一部分。

   关于这种关系的断言构成了科学知识的主要部分。了解猫科动物是一回事;而知道猫科动物是如何融入自然界中更广大的生命场景的,则是另外一回事——尤其是它与其他物种的关系,与相关基因、细胞、器官和栖息地的关系。同样,知道宇宙中的共相氢是一回事;而知道氢与其他元素、与其所构成的分子类型及与这类分子在特定类型反应中的行为的关系,等等,则完全是另外一回事了。

   本体中共相的表征还涉及共相之间关系的表征,这是本体与术语集的区别所在;术语集是包含词汇条目列表及其描述的表征性工件,但并不形式化地、明确地表现由这些条目所指称实体之间的关系。

基本关系

   我们将在第 7 章中详细讨论关系;现在我们先区分以下 3 种不同类型的二元关系,它们对接下来的讨论很重要:

   两个共相之间的关系

共相和殊相之间的关系；

两个殊相之间的关系。

共相－共相关系

1.存在于共相之间的关系的典型范例是*是一种*（*is_a*）（意思是"是 ... 的子类型"）关系,如

蛋白质分子*是一种*分子,

爆炸事件*是一种*事件,

等等。

是一种（*is_a*）关系存在于共相之间,这是因为共相存在于普遍性（generality）层次结构中（以下称为"专业分类表"）。例如,从共相老虎（例如,*孟加拉虎*）延伸到豹属、猫型亚目、哺乳动物、脊索动物动物门,最后到*细胞生物体*、生物和物体的层次结构,可以理解为基于"*是一种*"关系的、从最不普遍到最普遍的结构,如表 1.3 所示。因此,更具体的（"子"）共相与更普遍的（"父"）共相之间存在*是一种*（*is_a*）关系[25]。

表 1.3 专业分类表的层次结构中"*是一种*（*is_a*）"关系的例子

• 孟加拉虎 *是一种* 猫型亚目豹属动物
• 猫型亚目豹属动物 *是一种* 哺乳动物
• 哺乳动物 *是一种* 脊索动物
• 脊索动物 *是一种* 细胞生物
• **细胞生物 *是一种* 物体**

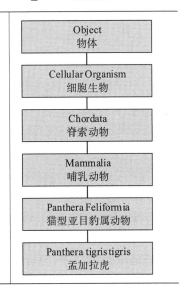

共相－殊相关系

2.殊相和共相之间的关系的一个典型范例是**例示**（**instantiates**）关系,就像巴拉克·奥巴马（Barack Obama）**例示**人类一样,巴拉克·奥巴马是居住在白宫的特殊的血肉实体,而人类是共相。其他例子包括

- 在显微镜下这些特殊的星状细胞**例示**共相的*星状细胞*
- 在 Main & Elm 拐角的橡树**例示**橡树共相

所有的殊相都例示某共相——事实上,经常是来自不同层次上若干共相——但共相本身并不例示任何事物。然而,任何殊相和其他实体之间都不存在"*是一种*"(*is_a*)的关系。殊相与共相之间关系的更多例子,包括对 ... 过敏(**is allergic to**)(如约翰对青霉素过敏),知道(**knows about**),是 ... 方面的专家(**is an expert on**)(如 Mary 是一个鳞翅目方面的专家),以及其他涉及精神指向性(mental directedness)的关系。

注意,我们在这里遵循以下书写规范,对于涉及一个或多个殊相关系的断言,相应的关系是用粗体表示的;对于只涉及共相关系的断言,我们则使用斜体(这些书写规范在第 7 章中有更详细的解释)。

殊相 - 殊相关系

3. 殊相与殊相之间关系的一个典型范例是"是 ... 的部分"(**part_of**)关系。例如,约翰的左腿**是 ... 的部分**约翰,微管**是 ... 的部分**细胞骨架,转录**是 ... 的部分**基因表达。

后续将会有更多关于关系的讨论。就目前而言,重要的是了解存在多种关系,其中一些关系是存在于共相与共相之间的;而且需要充分理解在给定的科学领域,不仅需要认识该领域中所存在的共相,而且还需要认识共相之间的关系。

结束语

到目前为止,我们对本体的定义应该是明确的:一种表征性工件,包括一个作为其真子部分(proper part)的专业分类表,其表征旨在指称共相,定义类及它们之间特定关系的某些组合。

本体是表征性工件,是公共可用的、关于现实的科学信息的表征。本体作为科学的表征,其主要目的是表征现实的普遍特征(即我们所称的共相)以及共相之间存在的关系。此外,由于定义类在科学中经常能派得上用场,因此很多本体也会表征定义类及其之间的关系。正如我们将在第 8 章中所看到的,当前许多本体都使用网络本体语言(Web Ontology Language , OWL)来描述本体,该语言通过技术上的"类(classes)"的方式,同等对待共相和定义类。然而,这并不意味着,在前面所强调的共相的特殊作用对 OWL 本体没有任何影响。因此,正如我们一直所论证的,要想建立一个能够服务于科学研究目的的本体,以尽可能准确表征现实中相应领域的共相的方式来构建本体,是至关重要的。即使在我们构建的本体中,包含表征定义类的术语,也是如此。因为在这些情况下,这些类的定义中也会使用到某些共相;而无论是相关的本体,还是可互操作的邻近本体,都必须包含表征这些共相的术语。只有这样,我们提供给本体作者和用户的关于本体中术语所指物的观点才会是一致的。在第 2 章中,我们将讨论不同类型的本体,并介绍专业分类表的概念及其在本体结构中所起的关键作用。

关于认识论和本体实在论相关问题的延伸阅读

Armstrong, David. *Universals: An Opinionated Introduction*. Boulder, CO: Westview Press, 1989.

Johansson, Ingvar. *Ontological Investigations: An Enquiry into the Categories of Nature, Man, and Society*. New York: Routledge, 1989.

Lowe, E. J. *A Survey of Metaphysics*. Oxford: Oxford University Press, 2002.

Lowe, E. J. *The Four Category Ontology: A Metaphysical Foundation for Natural Science*. Oxford: Oxford University Press, 2006.

Smith, Barry. "Beyond Concepts: Ontology as Reality Representation." In *Formal Ontology in Infor mation Systems: Proceedings of the Fourth International Conference (FOIS 2004)*, ed. Achille C. Varzi and Laure Vieu, 31–42. Amsterdam: IOS Press, 2004.

2　本体的种类和专业分类表的作用

正如我们所想的,本体是一种表征性工件,用于表征共相(universals)、定义类(defined classes)及它们间的关系(relations)。而我们尤其感兴趣的是科学研究所发现的和与其相关的共相、定义类及关系。在这一章,我们将更详细地讨论本体的哲学背景,并介绍领域本体(Domain Ontologies)、顶层本体(Top-level Ontologies)、参考本体(Reference Ontologies)和应用本体(Application Ontologies)等不同类型本体之间的区别。我们还将讨论结构化分类法或专业分类表(taxonomy)的理念相关的更多细节问题。

哲学本体论

从历史的角度来看,本体论是哲学的一个分支,其起源可以追溯到帕门尼德、赫拉克利特、柏拉图和亚里士多德等古希腊哲学家的著作。"本体"一词源自于希腊语 *ontos*(意思是"存在"或"是")和 *logos*(意思是"理性叙述"或"知识")。在这个意义上说,本体论是关于"是什么"以及现实中对象、属性、事件、过程和关系的种类和结构的研究。从哲学的角度来看,本体论力求对所有领域内存在(being)的实体提供明确和详尽的分类。在这方面,哲学家们强调了某些基本或首选的实体类型(例如,绝对简单)的作用,与其他低优先级的实体相比它们才是真正真实的,并且那些低优先级的实体也是在它们基础上构建的。

当代哲学本体论(也称"分析的形而上学")有时也研究特定科学(物理、化学、生物学、心理学等)所涉及的实体,但它集中关注的仍是更普遍的主题,即描述和解释所有科学领域中共同的对象及其之间的关系。这种共同的或领域中立的客观现实的特征包括:一元与多元;原因与结果;同时和跨越不同时间的同一性;通过部分 - 整体或成员 - 集合关系来确定的组成结构;空间、时间和时空位置等。

生物学家研究细胞,化学家研究分子,物理学家研究能量和电子;而哲学本体学家则关注细胞、分子和电子所共有的东西(例如,它们都是以某属性或性质的持有者形式存在的实体或事物),以及这些实体之间存在的关系。而且这类关系可以跨越特定科学的通常意义上的学科边界,还能跨粒度,例如微观

32

实体（如原子或分子）和宏观实体（如有机体、行星）之间的关系。哲学本体论的核心目标是提供清晰、一致、严谨的描述，来解释由此构想的整个客观现实的基本结构。

哲学本体论和专业分类表

哲学本体论的一个主要特征是对不同类型的实体进行分类。这不仅涉及区分实体的基本范畴（例如，区分诸如心脏之类的*物体*和诸如心脏跳动的*过程*之间的差别），而且还识别属于这些范畴下的更具体的实体种类（诸如人类的个体物体与诸如人类群体的物体集或物体群组之间的差异）。其结果是：普遍或特定调查领域中，基于一定的分类原则来组织的一组对象种类的表征。所谓的波菲利之树（Porphyrian Tree）（如图 2.1 所示），用于表征亚里士多德所认为的现实中所发现事物的主要类型（希腊语 *katēgoriai*），希腊哲学家斑岩（Porphyry）的一篇关于介绍亚里士多德著作的文章中包含了它其中的一个版本。自那以后，这一思想一直被各种不同学科的思想家们所使用。林奈专业分类表（Linnaean taxonomy），最早由 18 世纪的卡尔·林奈斯（Carl Linnaeus）创建并用于对生物进行分类，现在仍被生物学家们所使用，它就是基于波菲利之树的理念而构建的。该理念被应用于其他多个领域，如元素周期表、WHO 国际疾病分类法（International Classification of Diseases[1]）、国防部联合军训层次结构第二部（Department of Defense Joint Hierarchy of Military Doctrine[2]）等。

简单的专业分类表

在第一章中，波菲利之树是我们已提到的*层次结构*（hierarchy）的例子：是一个包括节点（包括*叶子节点*或最底层节点）和边（连接节点之间的线）的图，所形成的分支连接每个节点（图 2.1 中的每个方框：事物、物质实体等）依次向上直到连接最高节点或*根节点*（详见第 4 章）。节点通过包含（subsumption）关系（其中较普遍的父节点包含较不普遍的子节点）连接。

我们将要讨论的所有本体都可以视为图论结构，由节点（本体的术语）及连接它们的边（用来表征关系）组成。在专业分类表中，节点用来表征现实中的类型（types）或共相（universals），而连边则表征连接这些类型或共相的*是一种*（is_a）（意为子类型）关系。我们用"*是一种*（is_a）"表示"是一种子类型"，定义如下：[3]

A 是一种（is_a）*B* = 定义：*A* 和 *B* 都是类型，且 *A* 类型的所有实例也是 *B* 类型的实例。

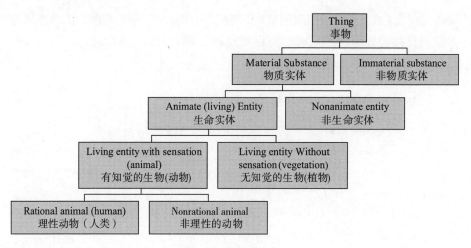

图 2.1　波菲利之树

现代人类（种）　*是一种*　人类（属）
人类（属）　*是一种*　人科动物（科）
人科动物（科）　*是一种*　灵长目动物（目）
灵长目动物（目）　*是一种*　胎盘哺乳动物（亚纲）
胎盘哺乳动物（亚纲）　*是一种*　哺乳动物（纲）
哺乳动物（纲）　*是一种*　脊椎动物（亚门）
脊椎动物（亚门）　*是一种*　脊索动物（门）
脊索动物（门）　*是一种*　动物（界）
动物（界）　*是一种*　真核生物（域）

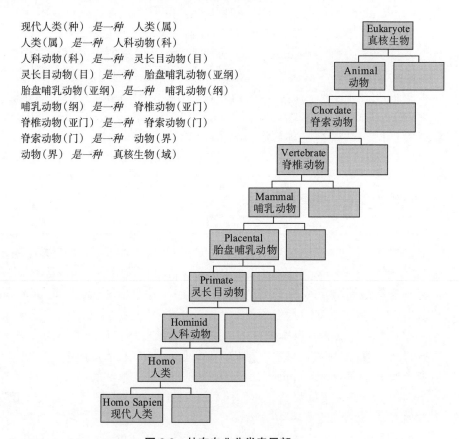

图 2.2　林奈专业分类表局部

基本的"是一种"(*is_a*)关系由连边表示,连接不同级别的节点形成了实体的层次结构分类。例如,在波菲利之树中,我们有如下关系:

物质实体　是一种　事物,

生命(活的)实体　是一种　物质实体,

有知觉的活的实体　是一种　活的实体,

理性动物　是一种　有知觉的活的实体,

人类　是一种　理性动物。

如图 2.2 所示,存在一些和林奈专业分类表相似之处。

波菲利之树和林奈专业分类表都是基于亚里士多德方法构建的,实际上将是一种(*is_a*)关系作为种属关系的概括(generalization)。在波菲利之树中,物质实体既可以看作是某属的某一个种,也可以是包含生命实体和非生命实体两个种的某一个属。类似地,生命实体是有知觉的活的实体(生命实体的其中一个物种)和无知觉的活的实体(生命实体的另外一个物种)等的属,并以此类推,自上向下直到人类。重要的是,在从一个属到任一较低种的每一步中,每个种都必须具有独一无二的特征,而这些界定性特征(defining characteristic)使得该种比包含它的属更特异,并能将它与同一属的其他种区分开。此外,在波菲利之树这个专业分类表中,"是一个活的事物"这一特征不仅使生命实体比物质实体更具体,而且让其区别于非生命实体。类似地,"是理性的"使得理性动物比有知觉的活的实体更具体,且使其与其他非理性类型的动物区分开(第 4 章中将会有更详细的探讨,如一个类型的属与种差(genus and differentia)是所谓的"亚里士多德式定义"的关键组成部分;以及专业分类表和定义在本体设计中也是紧密关联的)。

波菲利分类并不罕见。我们其实一直在处理具有或大或小普遍性(generality)的层次结构关系,无论是图书馆目录、餐馆菜单、基因功能分类,还是计算机操作系统所使用的目录结构。这样的分类排列(sorting)是创建本体的关键,而且基于明确和连贯的分类原则来构建条理清晰的专业分类表(第 4 章中将详细阐述)是设计良好本体一个关键组成部分。

形式化本体与物质本体

形式化本体(Formal Ontology)是领域中立的。它只包含最普遍的术语,例如"物体"和"过程",因而适用于所有科学领域。因此,它与前面确定的哲学家中占主导地位的本体论兴趣相对应。而物质(或称"领域")本体则具有领域特定性。它包含诸如"细胞"或"汽化器(carburetor)"这类的术语,因此只适用于学科的子集。

形式化本体是实体范畴以及实体内、实体间关系的表征。此处我们采用亚里士多德的术语"范畴"来表示领域中立的共相。范畴是指在现实中的任何领域中都能找到实例的共相。因此范畴是非常普遍的(general)的共相。最明显的范畴是实体(*entity*),意为以任何形式存在的任何事物。无论考虑的是哪种科学,它都在研究实体,因此实体这个范畴适用于任何科学的主题。形式化本体关系的一个例子是是 ... 的部分(*part_of*),因为每一种科学都承认至少存在一些实体具有组成部分或本身就是组成部分。

与之相比,物质本体(Material Ontology)由物质的(即非形式化的)共相的表征构成,物质共相在现实的具体领域(如例如遗传学、解剖学、植物生物学和癌症等)中被例示。形式化本体包含的是许多本体所共有的共相表征,而每一个物质本体则会包含该本体独有的表征。因此,在细胞生物学本体中表征的共相,就不会与宇宙学或建筑学本体中的相重叠。而这一区别对于支持信息驱动科学的本体设计具有重要意义。下节将对物质或领域特定的本体展开更多讨论。

领域本体

领域是与科学学科(如细胞生物学或电子显微镜学)或者知识兴趣范围(如世界大战、集邮、建筑许可等)相对应的、对现实所划定的部分。然而,对于给定领域内的某实体,该实体各部分并不一定都属于该领域。例如,人体有分子这样的部分,但分子并不属于人类地理学或人权法领域的一部分(这一问题将在第 3 章"粒度"一节中阐述)。每个领域本体(Domain Ontology)由专业分类表(由 *is_a* 关系构成的层次结构)和其他类型的关系如是 ... 的部分(*part_of*)、包含在(*contained_in*)、邻接于(*adjacent_to*)、有行为主体(*has_agent*)、之前有(*preceded_by*)等,以及解释这些术语和关系的定义和公理。因此,领域本体是一种增强型的专业分类表,包括更多关于共相、类和关系的表征信息。领域本体包括相关领域内实体的受控的、结构化表征,可用于该领域的实体注释等应用,以增进人对数据的可共享性和可访问性,以及机器对数据的可处理性。

图 2.3 展示了脂质领域本体[4](注意该本体具有明确的分类结构)的部分内容。脂质(lipid)在该本体中定义为疏水或两亲性小分子,与图中所示的分类一致,我们可以看到"*脂质是一种小分子*"。注意,这些研究人员不仅对各种脂质类型(例如 *LC 脂质体*、*LC Heppoxins* 和 *LC Cluvalones* 等)进行了分类,

而且还是在更普遍模式内进行的细分,由此可上溯到*生物实体*类。

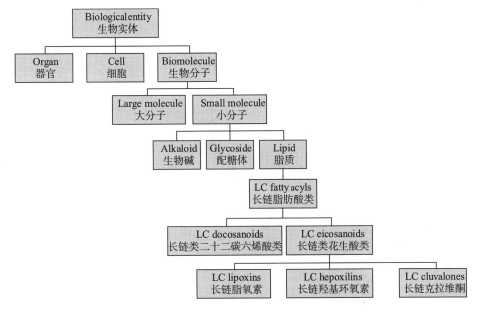

图 2.3　脂质本体中的专业分类法（部分）

领域本体和专业分类表

专业分类法在本体中所发挥的基本作用已在前文阐述。这里,我们将更详细地讨论这一问题,因为它与领域本体密切相关。在前文中,我们已经看到了一些专业分类表的例子。我们所称的专业分类表是使用节点表征共相或类、边表征是一种(*is_a*)或子类型关系,并按层次结构组织的一种表征性工件。简单的专业分类表仅以基本的是一种(*is_a*)关系来组织,而本体往往还使用其他关系来组织,如部分关系。例如,细胞生物学的领域本体可能包括如下信息:

细胞核　是一种　细胞内膜细胞器,
高尔基体　是 ... 的部分　浆细胞,
后脑核　是 ... 的部分　后脑

等等。本体的这个特征如图 2.4 所示,图中的示例来自解剖学基础模型本体(Foundational Model of Anatomy)。图中垂直指向的实线箭头表示是一种(*is_a*)关系,而图底部的水平虚线箭头代表是 ... 的部分关系。

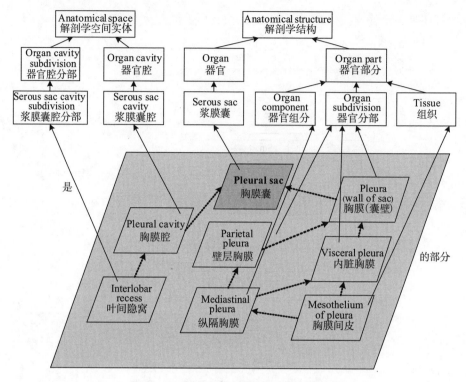

图2.4　解剖学基础模型本体的片段

来源：C.Rosse and J.V.Mejino Jr.，"The Foundational Model of Anatomy Ontology," in *Anatomy Ontologies for Bioinformatics:Principles and Practice*, vol. 6, ed.Albert Burger, Duncan Davidson,and Richard Baldock（London:Springer, 2007），59－117.

　　类似地,图 2.5 展示了生物医学伦理学领域的本体的开头部分。这两个本体的共同点在于,它们明确地表征了共相和类之间多个不同的语义关系（除了由是一种（*is_a*）关系组织的种 - 属层次结构系统之外）。这些额外的关系在图 2.5 圆角矩形图例中有具体标示。

　　依次思路,元素周期表也可看作是系统分类的表格形式的表征,它对如下关系进行了编码:

　　锂　是一种　碱金属,

　　氟　是一种　卤素,

　　等等。但是化学家也认识到元素之间还存在其他关系,可以在相应的领域本体来表征。例如,生物相关化学实体本体（Chemical Entities of Biological Interest,ChEBI）中包含:

　　壳梭孢素　有角色　毒素,

　　水　有角色　两性溶剂,

原子　有部分　电子[5]，
等等。

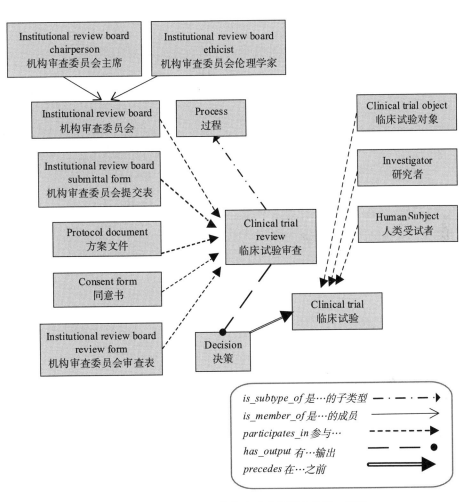

图 2.5　生物医学伦理学临床试验领域本体的一部分

来源：David Koepsell, Robert Arp, Jennifer Fostel, and Barry Smith, "Creating a Controlled Vocabulary for the Ethics of Human Research:Towards a Biomedical Ethics Ontology," *The Journal of Empirical Research on Human Research Ethics* 4（2009）:43–58.

定义，专业分类表，本体

到目前为止，我们已经强调了作为本体基本特征的专业分类表（是一种关系的层次结构）和共相间其他关系（例如是 *...的部分*）表征的作用。我们将在第 4 章更详细地探讨，本体中术语的明确、清晰的定义也是必不可少的。实际上,如我们所理解的,所有的本体都应该包括:①作为中心主干的专业分类表,其中本体的所有节点通过是一种(is_a)关系连接在一起,以及②本体的节点之间定义的其他关系;此外,每个节点还包括③一个术语(必要时)及④术语的同义词,以及非常关键的⑤基于亚里士多德式的属与种差(genus and differentia)结构的术语定义。定义也许是本体中最重要的组成部分,因为正是通过定义,本体才能实现跨领域和学科使用的一致性和计算推理功能。

定义也对本体的组织起到约束作用。简而言之,本体中的每个术语(除了一些非常普遍的术语)必须提供定义,而且应按照相应规范来制定,即应能说明该术语所表征共相的实例与其上一级术语所表征共相的实例之间的区别。

这样整编后的结果才可能实现简单推理。例如,从

COPI 囊泡   是一种   蛋白复合物,

且

蛋白质复合物   是一种   大分子复合物,

我们可以推断出:

COPI 囊泡   是一种   大分子复合物。

而从

MRI 图像输出   之前有   MRI 测试,

及

MRI 测试   之前有   转诊,

我们可以推断出:

MRI 图像输出   之前有   转诊。

这种推理能力还能用于本体错误检查,我们可以在本体开发过程中随时检验定义和关系的一致性。当使用本体来注释数据(用来创建所谓的"知识库")时,则也可以将其作为检测数据中某些错误的工具(将在第 8 章阐述)。由于领域本体相对独立于特定研究群体的特定数据收集目标,因此它也可以用于促进多个研究人员群体之间的数据共享,并支持数据检索,因为如果没有本体的支持,这些数据将因分类模糊或未被定义而无法查询到。

顶层本体

在许多科学分支中,领域本体的使用越来越普遍,这反映出使用计算机来处理科学数据的需求日益增加。然而,随着基于本体的方法的成功,也带来了第一章中所讨论的巴别塔问题。根据各自特定需求,不同的研究小组创建了互不兼容的领域本体,产生了新的信息孤岛,由此带来了数据无法访问、不可

共享及资源浪费等问题。

为解决这一问题，我们提倡一种策略，其重点是首先应该定义本体中指代共相的术语，这些术语构成了该领域内科学家共用的词汇表；然后，以这些术语为基础，来定义那些表征低级别共相的术语、以及面向不同科学子领域应用的定义类。我们相信，以这种方式建立的本体术语的定义，有助于确保多种研究群体的本体开发的一致性；正如所有医学生都拥有基础生物医学的常识，能有助于确保他们学习不同专科知识又能彼此无障碍交流[6]。

然而，所有亚里士多德式定义都需要一个起点——某个父辈术语（属），这样与之相关的子术语（种）才能被定义；鉴于前述内容可知，在任何情况下，该起点都是本体中最关键的根节点[7]。但是，我们怎么才能确保不同领域所需的不同本体能以一致的方式来开发呢？我们如何确保不同的本体构建团队都采用可比较和可相互理解的定义呢？我们认为，答案就是确保所有领域本体能共享统一的顶层形式化本体，并且能基于该顶层本体（Top-level Ontology）来定义各领域本体的根节点。这些公共的顶层本体实际上提供了所需要的父辈术语，以此为基础开始创建亚里士多德式定义，进而提供一致性所需的公共总体框架。

领域本体是指与单个学科领域相关的、基本共相集合的表征，而顶层本体则是所有领域共同的范畴和关系的高度普遍的表征。例如，如果细胞分裂是某个领域本体的共相，而癌症发展是另一个领域本体的共相，那么顶层本体将包括能同时包容这两个共相的某范畴（如过程）。领域本体能促进给定领域内相关信息的整合和可获取性，而顶级本体则有助于跨领域信息的整合和组织。

我们的建议是，使用亚里士多德式定义结构，基于一个共同的顶层，自顶向下构建领域本体。经验表明，如果缺乏该共同顶层，不同群体开发领域本体（如由小鼠、大鼠及人类生物学家不同群体所开发的解剖学本体）就会彼此孤立。基于这些本体所注释信息的共享也会十分困难而耗时，并将进一步加剧数据孤岛问题。不同本体开发团队使用共同的顶层，还能增加培训的灵活性；并且能为本体构建带来更有效的管理和质量保证，促进不同本体开发者和用户相互检查和评论，从而有助于改善他们各自的工作。

语义互操作性

使用本体注释数据的一个中心目标是实现异构计算机系统之间所谓的"语义互操作性（semantic interoperability）"，其定义为：两个或更多个系统具备的交换信息的能力，这种能力使得其中任一系统所产生的信息的含义能够被每个接收系统自动地、准确地解释，从而产生对其终端用户有用的结果。而使用共同的顶层本体来描述信息系统所生成的数据，能有效提高上述目标实现的可能性。同时，本体还能帮助使用它的信息系统，提升支持形式化推理的能力。因此，领域本体有助于实施特定领域的数据组织，实现数据的可理解性、可获取性和计算机可分析性；而顶层本体则有助于组织不同领域的本体数据，提升（使用这些本体的）信息系统的语义互操作性。

顶层本体的选择

目前，已存在很多顶层本体，并且其应用方式也正如这里所描述的一样。例如，开放生物医学本体（Open Biomedical Ontologies，OBO）联盟中的领域本体就将基本形式化本体（BFO）作为标准顶层本体来使用，以帮助实现不同来源的生物医学数据和信息的整合。其他顶层本体的例子包括语言学和认知工程描述本体（Descriptive Ontology for Linguistic and Cognitive Engineering，DOLCE）和标准上层合并本体（Standard Upper Merged Ontology，SUMO）。我们将在第 5 章和第 6 章详细介绍 BFO。BFO 框架的一个显著优势是，目前已有超过 220 个公共领域本体（目前主要在生物和生物医学领域中）基于 BFO 开发。因此，基于 BFO 框架的术语所注释的数据，在领域多样性和所涉及数据集的体量上都比 DOLCE 或 SUMO 更加全面。

然而，DOLCE 和 SUMO 顶层本体亦有其优势。DOLCE 全称为"语言学和认知工程描述本体"[8]。从目前用户数量来看，它是一个非常成功的上层本体，已应用于很多生物学和社会科学项目中。实际上，DOLCE 和 BFO 源于共同的哲学取向，因而 BFO 与 DOLCE 的顶层有部分重叠。相比而言，BFO 聚焦于客观现实中的共相，而 DOLCE 依赖于可能世界（possible world）本体论，因此其覆盖范围包括神话和小说性质的推定对象。同样地，SUMO 作为顶层本体在某些特定应用方面也具有相当大的价值[9]。然而，需要指出的是，SUMO 并不符合本书所定义的顶层本体。这是因为它含有生物学术语（如"蛋白质""甲壳类动物""身体覆盖""水果或蔬菜"），这意味着它不能完全支持自顶向下构建的策略，而这种策略在 BFO 上来说对科学家是非常有用的。

应用本体与参考本体

表 2.1 总结了迄今所调查的关于术语"本体"的各种含义。领域本体和顶层本体之间的区别与主题的普遍性有关；而现在要介绍的*应用本体*和*参考本体*之间的差别，则与本体设计的目标或目的有关。

表 2.1 回顾"本体"的 3 种含义

哲学本体论
- 是关于现实中所有领域的对象、属性、事件、过程和关系的种类和结构的研究（形而上学）。其产出为关于存在的、表征性工件形式的本体、描述或理论
- 它起源于古希腊的哲学家的著作，如帕门尼德、赫拉克利特、柏拉图和亚里士多德
- 示例：波菲利之树

物质本体或领域本体
- 指现实中特定领域（例如医学、地理、生态学或法律）内存在的实体和关系的结构化表征
- 一种图论结构，其节点通过子类型关系（从而形成专业分类表）和其他关系连接
- 目标：支持知识共享和复用
- 示例：基因本体（GO）、解剖学基础模型（FMA）、环境本体（EnvO）、生物相关化学实体（ChEBI）及其他本体

形式化本体或顶层本体
- 通过提供公共的本体架构以实现领域本体间交流的上层本体
- 目标：将可互操作的领域本体校准到更大的网络中
- 示例：基本形式化本体（Basic Formal Ontology，BFO），语言学和认知工程描述本体（Descriptive Ontology for Linguistic and Cognitive Engineering，DOLCE），标准上层合并本体（Standard Upper Merged Ontology，SUMO）

*应用*本体是用于完成某些特定任务或应用的本体。例如，基于推理引擎的公共健康事件态势感知（Situational Awareness and Preparedness for Public Health Incidents Using Reasoning Engines，SAPPHIRE）信息系统，利用一种应用本体，对表现出流感症状但原因不明的疾病进行分类，并将信息发送到疾病预防控制中心（Centers for Disease Control and Prevention）。

相比之下，参考本体则是对特定领域中的实体进行标准和全面表征的本体，用于封装那些在科学教科书中才能找到的专业知识。解剖学基础模型（FMA）、基因本体（GO）、细胞本体（CL）及蛋白质本体（PRO）就是此类参考本体的代表。

应用本体的构建可复用多个已有参考本体的部分内容，该应用本体通常还包含为解决某些特定目标而创建的新的本体内容。

OBO 工场（http://obofoundry.org）项目致力于构建一个表征不同科学研究领域的、语义上可互操作的参考本体库，并保证该参考本体库的内容支持特定应用本体所需的使用或复用。

结束语

在本章中,我们介绍了各种本体的一些基本区别。我们还解释了什么是专业分类表,并讨论了专业分类表在本体中的核心作用。事实上,甚至可以将本体看作一种非常复杂的专业分类表。在这一点上,我们对本体设计所需了解的基本理论就阐述完毕了。而对于大多数本体设计者而言,最终目标是构建一个功能性的领域本体;因此,在接下来的两章中,我们将重点介绍一些适用于此类本体构建的具体建议。

关于顶层本体和领域本体的延伸阅读

Simons, Peter M. *Parts: A Study in Ontology*. Oxford: Oxford University Press, 1997.

Smith, Barry. "Ontology." In *Blackwell Guide to the Philosophy of Computing and Information*, ed. Luciano Floridi, 155–166. Oxford: Blackwell, 2003.

关于专业分类表和分类法的延伸阅读

Jansen, Ludger. "Classifications." In *Applied Ontology: An Introduction*, ed. Katherine Munn and Barry Smith, 159–172. Frankfurt: Ontos Verlag, 2008.

Smith, Barry. "The Logic of Biological Classification and the Foundations of Biomedical Ontology." In *Invited Papers from the 10th International Conference in Logic Methodology and Philosophy of Science*, ed. Dag Westerståhl, 505–520. London: King's College Publications, 2005.

3 最佳实践原则(一):领域本体设计

在绪论中,我们从可组合性和可比较性方面来阐述科学信息的管理问题,并讨论提出可以将本体作为该问题的一种通用解决方案。第1章和第2章中,将本体定义为一种表征性工件,它的表征用于指称共相、定义类以及它们之间的关系。我们还介绍了不同类型的本体之间的一些区别,以及专业分类表作为本体核心组成部分的理念。由上可知,设计本体的问题也就是设计形式化表征性工件的问题,它包括作为主干的专业分类层次结构,它的表征(术语)指称共相、定义类以及它们之间的关系。在木章及后续章节中,我们将面向该过程的实际操作,着重讨论用于支持科学研究的领域参考本体设计的考量和原则。本章探讨的问题包括:领域本体的主题和范围,以及本体设计应该进行的第一个步骤。

本体设计的通用原则

首先,我们来阐述在设计本体时要记住的通用的观点或看法。我们的立场是,凡是好的本体都会遵循这些设计原则;同时,遵循这些设计原则也将是做好本体的前提之一。

1.实在论

第1章中已经讨论了我们关于实在论的共识。通常来说,"实在论(realism)"可以被定义为一种哲学立场,它认为客观现实及其组成的存在独立于我们的(语言、概念、理论、文化的)表征,例如可以通过诸如知觉经验和科学方法应用等方式被主体所认识。实在论者的观点(从常识上我们也相信)认为,科学真谛就是发现关于客观现实的真理。

本体上的实在论则进一步认为,我们可以借助科学手段,来认识客观现实的、共相及其间关系形式的普遍特征。这种实在论的方法带来了一系列普遍影响。首先,意味着本体是客观现实的表征,而非人们的概念、心理表征或语言的使用。当然,在诸如认知心理学或语言学的本体中,可能会包含概念、心理表征或语言使用等相关主题。这种情况下,这些(概念、心理表征和语言使用)就被视为客观现实的一部分了,与诸如天体物理学本体或植物发育本体等的处理方式完全类似。

科学的许多部分都与实体相关,例如在史前早就存在的化学元素、原核生物或古元古代岩石。科学的其他部分涉及实体(如法律或经济学领域)则是人类思想和活动的结果。本体实在论同样适用于科学的所有分支,它认为诸如抵押债务的真实性并不亚于电子和行星。

2. 观相主义

然而,科学的目的不仅仅是为了发现关于客观现实的真理。它的目标是发展尽可能准确的、全面的、可预测的、可解释的、逻辑上连贯的以及可被验证的理论。不幸的是,这些目标与另外一些有吸引力的目标(如与常识最大程度的吻合)似乎不可能兼得。为了应对这一事实,我们引入观相主义(perspectivalism)。

观相主义源于认识到,单一的科学理论无法完全涵盖过于复杂多样的客观现实。即意味着两个不同的科学理论,可能对同一个客观现实进行同等准确的表征。

当然,这并不意味着科学家所创造的所有表征都具有同等价值。一种认为鱼是哺乳动物的观点显然比相反的观点价值更小,因为它对于现实事实来说不够准确。但是,仍有很多不同的表征,能同样好地(正确的,真实的)表征现实的特定部分;因为它们刻画了现实的不同特征。最直接的例子是,对同一现实领域,由于粒度的不同而产生的不同但却同等合理的观点。简单来说,从分子生物学的角度来看活体生物,与从器官和器官系统水平考虑解剖,以及从生理学的角度来看活体生物,都是同等合理的。从经济刺激的角度,与从人类感觉运动系统的物理学角度审视人类行为,也都是同等合理的。上述提到的观点,都可以为我们对客观现实的认识做出贡献,而都是关于客观现实的准确知识。

观相主义对本体论的启发是,在本体的设计中,不同视角的不可还原性(irreducibility)应该得到尊重。本体开发者不应该试图在单个本体中表征全部现实及其所有特征,而是应当寻找一种模块化方法,尽可能让各科学学科的专家维护自己相应的模块。

3. 可误论

可误论(fallibilism)认为,即使当前的科学理论是表达现实真理的最佳来源,但仍然可能存在某些错误。现实的存在,与我们对它的科学理解方式无关;经验告诉我们,即使当前最好的理论也存在被修正的可能。因此,实在论者认为,我们的经验、思想和科学理论是关于现实的——它们整体构成了现实的表征、地图或图画——这并不意味着这个地图中的所有元素都是正确的,有些元素是错误的指称,还有些则根本是未能进行指称。

我们关于现实的地图在任何特定阶段都是不完整的:现实从来没有向科学家展示过它的全部。随着我们不断学习和发现越来越多的关于现实所存在的东西,我们的表征也不断扩展。今天我们所相信的认识是基于当前所获得的关于现实的知识,有时就会被我们日后学到而当前未理解的知识所动摇。

我们对现实的地图的修正过程会经历各种披荆斩棘和改辙易途,其中一些(少数)甚至是颠覆性的(其中两个突出的例子是哥白尼的物理学和达尔文的生物学革命)。然而,尽管经历了这些变更,甚至包括颠覆性的科学革命,这个地图上的主要的指称元素仍然完好无损。科学家们曾经错误地认为太阳是绕地球旋转的,但是在改正了错误之后,他们仍然使用像"太阳"和"地球"这样的术语来指称之前相同的实体。类似的情况也适用于像"原子""星""生物体""细胞"和"行星"等普遍术语。虽然我们对这些实体的看法随着时间的推移而有所改变,但这些术语本身仍在很大程度上保留了它们的之前的指称信息。然而,可误论者同时也认为,即便对于普遍术语来说,科学知识也会随着新实践发现而被推翻,例如前面提到的"燃素"的例子。

对旨在支持科学研究的本体设计来说,可误论所带来的一些具体影响包括:

3a. 每个本体都必须有完善的版本跟踪策略,实现对本体连续的版本跟踪控制。

当某领域内的现有科学理论发现了错误并进行了修正,或者有新的发现时,本体就有必要进行更新了。本体的用户要能跟踪获取到这些更新。

3b. 每个本体都需要为其用户提供跟踪服务,以方便用户发现并及时提交本体中的错误和遗漏。

就像科学本身一样,本体设计是一个不断完善的集体合作过程,多人交叉录入和验证能有效发现和避免错误。

4.十全主义

哲学界普遍倾向以还原论(reductionist)观点来看待哲学目标。根据这一观点,哲学家的工作是将复杂现象简化为更原始和更基本的形态,从而对其进行解释,这也借鉴和吸收了现代物理学取得的惊人成就。十全主义(adequatism)则相反,它认为,给定领域内的实体应该基于其自身表达方式予以重视；在我们关于现实的理论系列中，应该为各种类型、各种粒度层次的实体提供空间。

对于十全主义者（adequatist）来说，所有的科学学科在对现实的表征方面显然是具有同等价值的。就像物理学本体是关于原子和亚原子粒子的，化学本体则是关于化学元素、化合物及其相关反应的，而生物学本体则会纳入从分子和细胞、到器官和生物体以及到人口和生态系统的不同层次的共相和定义类的表征。在十全主义者看来，本体的目标是要公正地对待客观世界中存在的大量的、不同种类的实体，而不是忽略某些特定类型的实体或试图通过解释将其粉饰抹杀掉。

接下来将对本体的十全主义观点进行阐述论证。例如，假设我们需要为给定领域创建一个本体，因为该领域在某给定的科学学科教科书中已有描述。该本体的目的是用于表征教科书所描述实体类型，但它也应该确保可以链接到覆盖其相邻领域（包括以不同粒度级别认知实体的领域）的其他本体。这就意味着本体不应相互孤立地发展，而应确保与那些有必要实现互操作的其他本体合作开发。

更普遍意义上的是，一个合格的本体开发框架应当适用于多级粒度的实体（例如，在生物学中，一个充分通用框架必须至少适用于分子、细胞、器官、生物体和群体）以及这些不同级别上的实体之间的各种不同类型的关系。

本体设计的其他原则

上述四项原则是本体设计通用的理论层面的观点，下面介绍的 4 个则是关于设计过程本身更具体的指导原则。

5. 复用原则

本体学家不要重新发明轮子。本体开发中的第一步要做的，应该是在焦点领域及其周边对已有本体资源进行调研，以识别和发现能符合科学和本体标准的可用资源。本体应该尽可能复用（reuse）已有的相关本体内容；即使不能复用该内容，也应当将其视为基准来衡量所创建的新内容的妥善性。

本体设计旨在支持多种信息资源的交流与通信，这些信息资源是关于多个现实领域和多个描述现实的学科的。在这方面，它们可以与公路系统相比较。构建一个本体的正确的解决方案，几乎不会是忽略已经存在的所有道路，从头开始创建全新的公路系统。

然而，同时必须强调的是，正是由于本体学家常常忽略了这里所提出的设计原则,而且他们往往从头开始创建新本体,造成了许多可用的本体内容质量差;所以,甄别筛选不仅对于识别潜在的可复用的本体是必要的,而且对于评估所识别(有时候是建议不予使用)本体也是必需的。

6. 本体设计应兼顾效用与实在论

实在论意味着,好的表征性方案其优点在于它对客观现实的表征得更好。鉴于本体构建在某种程度上起源于所谓的知识工程领域,极其注重实践为导向,所以经常有人争论说,本体的评价标准不应该是对现实充分性这个整体标准——即科学领域整体所采用的标准——而应该是它们对某特定目的所带来的效用(utility)。然而,我们认为,以牺牲本体所表征现实的妥善性为代价来强调局部效用是错误的。因为正是该现实——正如当前最先进科学所描述的——提供了共同的基准来确保本体开发的一致性。确实,如果没有这种基准,照样可以开发本体;但这样开发出来的本体用于数据注释时,其结果将无法与相邻领域的其他人所收集的数据进行整合——除非耗费大量人力。过去十五年的基因本体使用经验所总结的一个教训是,本体构建的最初目的可能会和无法预期的重要的次生用途相去甚远。

7. 本体设计永无止境

以上所讨论的原则为理解本体设计的更多的关键要点提供了一个框架:设计领域本体,至少在我们所关注的科学领域,还只是万里长征第一步;整个过程是一个开放性的无止境的流程,包括持续维护、评价、更新和修正,以及基于相邻领域本体的调整,以适应我们的科学知识和本体相关的逻辑、计算技术的知识进步。

实在论意味着,用于支持科学研究的好本体的核心目标是充分表征现实。但这也意味着,对于科学领域,我们在任何特定阶段所拥有的只是关于现实的部分信息。因此,我们的策略要求我们遵守"本体设计应该是可扩展和可修正的"这一准则;下面所讨论的最佳实践原则是为实现该目的而设计的。值得注意的是,该准则也充分考虑到了现实条件制约的事实,即本体构建者的资源往往受到经济及其他条件的制约和限制。尽管本体中需求最为迫切的那些分支将会构建得很完善,但如果在一个通用框架下允许相邻分支协同编辑并对这些分支进行统一管理,那么它们会在将来获得更大的效用。

8. 低果先摘原则

需要记住最后一个通用原则是:在设计领域本体时,首先要确定那些最简单的、最清晰理解和定义的主题特征。

换句话说,千里之行始于足下,本体学家应该遵循采用低果先摘(lowing-hanging fruit)原则,从最简单的着手。即便是那些对人类而言似乎是显而易见的断言(例如,*细胞膜是一种膜*),对于计算机处理本体也是必不可少的。在构建领域本体时,我们首先将对简单的共相和关系进行分类。一般而言,本体开发者首先应该识别出相关介绍性的教科书的起始章节中最常用的那些普遍术语,然后一步一步转到领域内更复杂的实体表征。框3.1 中总结了到目前为止所调查收集的本体设计原则。

领域本体设计过程概述

本体是针对科学信息的电子化管理问题的一种自上而下的方法。这意味着,本体学家会首先会基于以下假设进行非常普遍意义上的理论性考量,即:在普遍的科学框架下,持续追踪更具体的信息(例如,关于特定器官、基因或疾病),并以系统的、一致的方式进行,才能保证这些信息正确。只有这样,特定科学(如细胞生物学或免疫学)的详细的术语内容编码才能保证广泛的可访问性(accessibility)和可用性(usability)。基于这个普遍起点所遵循的领域本体构建方法,可以总结为表3.1 所列出的步骤。

框3.1　本体设计的通用原则

1.*实在论*:本体的目标是描述客观现实

2.*观相主义*:存在多种对客观现实的准确描述

3.*可误论*:跟科学理论一样,本体也是基于新发现而不断修正的

4.*十全主义*:给定领域内的实体应该基于其自身表达方式予以重视,而不是视为可还原分解为其他类型实体

5.*复用原则*:现有的本体应视为基准,在构建新领域的本体时尽可能复用

6.*本体设计过程应该平衡效用和实在论*:在构建本体时牺牲实在论来强调短期效用,可能会有损于本体的长期效用

7.*本体设计过程是永无止境的*:科学本体总是需要根据知识的进步进行更新;本体设计、维护和更新也是一个持续过程

8.*低果先摘原理*:本体设计过程中,从最容易理解和定义的相关领域特征入手,然后向外拓展到更复杂和有争议的特征

表 3.1　在设计领域本体时要遵循的步骤概要

1. 界定本体的主题
2. 收集信息:识别现有本体和标准教科书中使用的普遍术语;分析以消除冗余
3. 把这些术语在普遍到具体的层次结构上进行排列
4. 对结果进行整编,确保:
　　a. 逻辑、哲学和科学的一致性
　　b. 与相邻本体的一致性和兼容性
　　c. 人类的可理解性,尤其是使用人类可读的定义格式
5. 使用计算机可执行语言来形式化整编后的表征性工件,使其结果能在某种可计算框架中实施

步骤 1 包括确定和界定所要构建本体的主题。这将涉及确定需要注释数据的性质和范围(例如,实验或临床),并识别相关领域中已有本体内容。对相关科学内容的初步调查,应能对下列问题给出初步答案:

- 需要表征的领域共相和关系是什么?
- 在表征这些共相和关系时,应该使用哪些合适的特定领域的术语?
- 对于该本体,那些实体粒度级别是最主要的?

步骤 2 的任务是收集选择最常见的最普遍术语(如 50 条左右),其中一些选取自相关本体,有些则选取自标准教科书。

步骤 3 是将这些术语按照从普遍到具体的次序,在层次结构中进行临时性的排序,供步骤 4 使用。步骤 4 包括在该层次结构上进行处理以确保一致性,例如通过添加更多术语来确保该本体具有完整的专业分类层次结构);以及识别领域中指称最高层共相的术语,并且其将作为当前开发本体的一个或多个根节点。还包括为所选术语创建一组人类可理解的定义,该过程需要进一步收集最高层的共相之下的、最重要的领域特有共相的信息;另外,还需要识别这些定义中所需的相邻本体中的相关术语。从根节点开始,从上向下进行,尝试识别出贯续的属与种差的特性并将其写入本体中实体的定义,并且依据定义所指引的变化来调整初步分类方案。

整编是一个迭代的过程,涉及对不同版本的逐次循环审核,该过程包括审核术语层次结构和定义的逻辑、哲学和科学的充分性及一致性和人类可理解性,还需要确保不遗漏该领域的基本元素。

以这种方式对该领域建立了透彻的理解后,步骤 5 的任务就是以迭代方式对本体进行逻辑形式化的编码。可以通过本体编辑工具,将本体术语的定义由自然语言转换为计算机可执行的格式。

以上 5 个步骤从本质上来说是自上而下、从高度普遍的术语依次到不太

普遍的术语的顺序,然而在实践中,会涉及连续步骤之间不断反馈产生的大量的循环迭代。在接下来的章节中,我们将更详细地讨论主题界定和信息收集过程。在第 4 章我们将讨论整编问题,而编码问题则在第 8 章中介绍。

明确确定领域本体的主题

构建领域本体的第一步是明确界定本体将要覆盖的范围,即要回答:"该本体是关于哪部分现实的本体?"该范围的明确描述,用于指明哪些内容应该包含、哪些将被排除。例如,一个人体解剖学的本体——解剖学基础模型(Foundational Model of Anatomy,FMA),其文档将该本体"严格限制在'纯粹的'解剖结构,如身体结构化构成"[1]。该陈述明确了哪些术语可以包含在FMA 中,也明确了哪些应该排除在外(例如与功能解剖或外科解剖相关的)。明确本体范围还指明了本体所标定(calibrate)的现实粒度级别。该本体的粒度级别是*多细胞生物体*,或是*器官*,或是*细胞*,或是*细胞成分*,还是*分子*? 或者可能是整个*生物种群*? 或者是不同粒度级别的组合(如在一个处理细胞信号传导的本体中,细胞和信号通路可能都需要进行表征)?

领域本体和顶层本体

我们已经看到,为了长期有效地管理科学信息,领域本体的根节点应当由来源于领域中立本体(如 BFO)中的具有高度普遍性的共相来定义。这将有助于确保不同的本体是基于共同的高等级本体体系来构建的。

例如,如果在给定的形式化本体中,关系是 *... 的部分*(part_of)被断言是传递性的(transitive)(即 *x part_of y* 和 *y part_of z* 成立,则 *x part_of z* 成立),那么在这个基础上构建的领域本体,如解剖学领域,我们将能够使用部分关系的这个特征,来推断从"*手指 是 ... 的部分 臂*"和"*臂 是 ... 的部分 身体*"得到"*手指 是 ... 的部分 身体*"。

类似地,如果顶层本体表征了常体(历经时间持续存在的三维实体,如行星和分子)和行体(发生或出现的实体,这意味着它们不仅仅在空间维度也在时间维度上展开,如棒球比赛或行星在轨道上的运动)的区别,那么在其基础上定义的所有领域本体,都需要遵循这种表征的区别。

以上及其他一些顶层本体相关的原则,有助于确保较低层本体构建的正确性。如果一个本体使用关系是 *... 的部分*(part_of),但包含与传递性相矛盾的断言,这些断言可能会被标记为需要人工查验。如果一个本体能识别事物和过程之间的区别,那么有些问题(如术语"基因突变"在事物和过程的理解上是模糊的)就能提前被发现,并能提醒开发者对相关术语进行额外的人工审查。在领域本体设计和质量保证过程中,BFO 就能起到这样的作用 [2]。

出于这些原因,在一开始设计特定领域的本体时,就应该考虑到哪些顶层本体范畴和关系可应用于该领域;并且选择一个包含足够多且足够清晰的范畴和关系表征的顶层本体,来处理该领域中的基本类型的实体。需要注意的是,根据定义,顶层本体应该是领域中立的。因此,它不应该包含任何给定领域的特定关系和共相的表征。所以,与许多领域本体比起来,它的体量很小。特定领域相关的本体内容,会通过向下填充的过程添加到顶层本体中。

相关性

要确定某个领域本体应该表征哪部分的现实,也涉及在该领域内有什么和有多少的现有数据和信息应该包括在本体中的问题。可以概括为本体*相关性(relevance)*问题,解决的手段包括:① 根据当前的科学状态,从而确定现实的相应部分的结构;② 依据相邻领域现有本体能为给定本体开发提供支持的程度;③ 依据本体需要满足的实际目标。

例如,对于什么与细胞本体(Cell Ontology,CL)客观上相关,其决定因素包括:细胞本身的性质、它们是什么、它们触发或参与的典型过程等。免疫细胞的 CL 专业分类表,是基于细胞表面所表达的蛋白质分子的信息而建立的;相关类型分子的表征从蛋白质本体(Protein Ontology,PRO)中提取,从而构建了如下定义:

B 系淋巴细胞 = 定义:淋巴细胞 and(有血浆膜部分 some CD19 分子)和(无血浆膜部分 some CD3 ε 分子)[lymphocyte of B lineage = def. lymphocyte and(has_plasma_membrane_part some CD19 molecule)and(lacks_plasma_membrane_part some CD3 epsilon)]

或者换句话说:B 系淋巴细胞是在其质膜上具有 CD19 分子但无 CD3 分子的淋巴细胞。这里的"淋巴细胞"是在 CL 中定义的较高层级的术语,"CD19 分子"和"CD3 分子"在 PRO 中定义的,而"质膜"的定义是在基因本体的细胞组分(Cellular Component)分支中。

细胞和蛋白质之间的关联通过构建相关本体之间的链接来完成,以这样的方式将这些本体所收录的信息汇集到一起以便于实现推理和整合。通过这种方法,我们也避免了各自为政的数据孤岛(silo)形成的风险——例如,对细胞感兴趣的人试图开发自己的蛋白质表面标记物本体,而这个本体无法与其他蛋白质信息资源实现互操作。确保相应的领域本体从一开始就基于同一顶层本体进行构建,使之更容易按所需方式进行对齐(alignment)。

确定本体表征的内容这一任务,还取决于本体所要实现的实际目标。所有的本体开发(就像所有的科学那样)在某种程度上是机会主义的:本体的哪些部分开发最早或者最精细,往往取决于可获得的资金支持,而这样的资金往往是和目的绑定的。目标导向的人类活动会强调某些实体而忽略其他实体。如果我们的工作是支持基于某种假设(如 B 系淋巴细胞的胎儿疾病)的科学研究,那么我们首先将基于相关内容找到已有本体。但是,我们的研究也可能需要开发一个全新的、只专注特定领域的本体——例如,在接受某些特定治疗的某些特定患者中的某些特定种类的细胞和分子之间的相互作用。

用途决定本体内容的方式,反映了第 2 章中介绍的*参考本体*和*应用本体*之间的区别。参考本体这类表征性工件类似于科学理论,其最重要的特征是实现对现实中事实表达完整性和充分性的最大化。应用本体是一种旨在帮助实现某特定目标的表征性工件。参考本体的构建和结构化主要基于科学学科的既定内容;应用本体则主要是依据特定目标相关的内容。然而,要想获得长远的成功,应用本体应该尽可能使用参考本体的内容作为其起点。反过来,应用本体的开发也能有益于参考本体的发展,例如,应用本体框架内创建的术语被发现也具有普遍的科学相关性,这些术语则可以提升到具有更普遍用途的参考本体中。

粒度

确定相关性的问题,还包括选择本体所表征实体的合适粒度(granularity)。粒度问题产生的原因,是因为现实中的事物以及事物各部分具有不同尺寸和不同程度的复杂性。从亚原子粒子、原子和分子,到动物、岩石和桌子等普通物体,一直连续延伸到生态系统、行星、太阳系、星系及宇宙本身。类似地,对于随时间展开的过程领域,也存在从毫秒连续延伸到数年,甚至延伸到地质时代。在以上所有这些不同粒度层次上都可以识别事物和过程;并且当我们逐渐走向更粗粒度时,会遇到一些在较低层次上未发现其特征的新实体——这种现象哲学家称之为"涌现"。本体设计的粒度问题是指确定给定的领域本体所要表征实体的典型尺寸和复杂性的问题。例如,山的本体应该包括组成山脉的分子类型的表征吗?关于植物生命周期各时期的本体是否应该包括单个叶子的生长阶段?当开始设计本体时,根节点的选择就部分地确定了本体所覆盖的粒度级别,但该决定将主要受到本体用户需求的影响——例如,专业分类表的粒度上的精细程度,反映了对实际应用数据的差异性的标识能力。

"不存在"问题

一旦确立了本体的领域或范围,就需要对相关的既有科学内容进行系统地调查。即主要调查最新的权威教科书和重要术语集。因此本体主要涉及的是使用既有科学中的普遍术语。在化学等领域中,本体可以用来表示不存在（nonexistents）的实体类型——例如,尚未合成的分子——但是一般原则是,本体所表征的类型,应该有充分的证据证明其实例存在（并且,对于定义类来说,也应该具有充分证据证明其拥有成员）。

也存在极罕见的情况,某领域的不同科学家群体之间仍存在争议,即不属于既定科学范围,这时可能也需要开发本体支持其研究（如前面所提及的"希格斯玻色子"的例子）。我们更倾向于将其视为临时性的本体,只有当争议得到解决后,才能提升到本体的级别。创建这种临时性的本体的方法,与这里所概述的方法基本相同;不同之处是,术语选择的来源不再是已有教科书,而是某些有不同意见的研究者所发表的期刊论文。这种临时性本体开发的成果也会是临时性的。只有当争议得到解决时,它们才能被添加到现有的本体内容中,并获得与其他本体一样的待遇。

结束语

在本章中,我们介绍了本体设计的通用原则,并概述了本体构建过程的两个初始步骤——界定本体的领域和收集领域相关信息。在接下来的章节中,我们将讨论本体构建过程的第三步:整编;它涉及术语选择、定义和分类等更细节的问题。

关于相关性、观相主义、粒度与十全主义的延伸阅读

Bittner, Thomas, and Barry Smith. "A Theory of Granular Partitions." In *Applied Ontology: An Introduction*, ed. Katherine Munn and Barry Smith, 125–158. Frankfurt: Ontos Verlag, 2008.

Hill, David P., Barry Smith, Monica S. McAndrews-Hill, and Judith A. Blake. "Gene Ontology Annotations: What They Mean and Where They Come From." *BMC Bioinformatics* 9 (suppl. 5) (2008): S2.

Kumar, Anand, Barry Smith, and Daniel Novotny. "Biomedical Informatics and Granularity." *Functional and Comparative Genomics* 5 (2004): 501–508.

Masci, Anna M., Cecilia N. Arighi, Alexander D. Diehl, Anne E. Lieberman, Chris Mungall, Richard H. Scheuermann, Barry Smith, and Lindsay G. Cowell. "An

Improved Ontological Representation of Dendritic Cells as a Paradigm for all Cell Types." *BMC Bioinformatics* 10 (February 2009): 70.

Rector, Alan, Jeremy Rogers, and Thomas Bittner. "Granularity, Scale and Collectivity: When Size Does and Does Not Matter." *Journal of Biomedical Informatics* 39 (2006): 333–349.

Smith, Barry. "Ontology (Science)." In *Ontology in Information Systems: Proceedings of the Fifth International Conference* (FOIS 2008), ed. C. Eschenbach and M. Gruninger, 21–35. Amsterdam: IOS Press, 2008.

Smith, Barry, and Werner Ceusters. "Ontological Realism: A Methodology for Coordinated Evolution of Scientific Ontologies." *Applied Ontology* 5 (3–4) (2010): 139–188.

Smith, Barry, et al. "The OBO Foundry: Coordinated Evolution of Ontologies to Support Biomedical Data Integration." *Nature Biotechnology* 25 (11) (November 2007): 1251–1255.

4 最佳实践原则(二):术语、定义和分类

　　首先我们假设,依据第3章中给出的建议,已经界定了本体的合适范围,并完成了相关领域信息的收集。再假设,本体构建者已经创建了术语列表的草案,以及与之相关联的术语定义的草案和暂定的 *is_a* 层次结构。下一步要做的,是使用该术语列表对领域信息进行系统性的整编,在此过程中也允许基于对该领域理解的增进,对术语列表进行修订改善。我们的目标是开发一个尽可能逻辑连贯、明确并且贴合现实的表征性工件。

　　对于领域本体的整编主要包括三方面:术语集、术语定义和术语在 *is_a* 层次结构中的位置。我们将依次探讨这些问题,尽管这三组问题之间很大程度上是重叠和相互依存的关系。

术语集的原则

收集和选择术语集

　　在第3章中,我们提出了本体构建如何迈出坚实的第一步,即从标准教科书中最常用的术语和相关领域本体中挑选并构建出一组术语。在任何本体开发项目中,首要步骤是借助诸如 NCBO Bioportal(http:// bioportal.bioontology.org)之类的本体搜索工具,尽量调查识别与手头任务目标相关的已有本体资源,并评估其复用的可能性。

　　由此产生这些词(确切地说是普通名词和名词短语)的列表,构成了可称其为该领域术语集的初稿。这样一个术语集对人来说已经具备实用性了,例如可以支持信息交换过程中语言使用的一致性。然而,对于我们来说,它具有更为远大的目标,即支持所关联科学信息纳入本体这个基于计算机的特定类型表征性工件中;由此需要一种特殊类型的术语集。

　　基因本体(GO)是迄今为止最成功的本体,按照它的构建者的描述:它是用于系统化整编不同模式生物体中基因产物信息的一个"受控词表"。它的设计目标所针对的是整个科学界中一个很普遍的问题:当多学科团体共同参与研究某些感兴趣的科学现象时,每个学科往往都有自己偏好的词汇。问题在于,本语太多导致无法实现有效的跨学科信息交流。GO 提供了一个策略来解

决该问题,即以一种物种中立的方式,倡导使用一组"首选术语"来描述基因产物的属性。然后,由文献审编者系统地使用首选术语来描述已刊发论文中出现的实验数据。这样,这些数据就更容易检索和组合,从而解决了由多个词汇表冲突引起的问题。

GO 的成功很大部分源于其创建者的影响力,使其能够建立起遴选的首选称谓(preferred labels),吸引来自各种生物体研究领域的多重交互的学科中的大量核心用户。为了复制这种成功,今天的本体构建者需要找到一种方法,来选择尽可能接近于相关领域实际使用的术语,避与包含不同术语的既有术语集脱节。要实现该目标,在某种程度上可以通过在大量数据审编过程中使用首选称谓(preferred labels),从而将其传播到更广泛的社区;另一方面——还是遵循由 GO 开创的实践经验——将社区特色的"同义词"和首选称谓一起整合进本体中。以下是从 GO 经验中所总结的术语集构建的 3 个原则:

1. 术语集应涵盖主流科学家团体所使用的、表征领域内最重要实体类型的术语。

2. 尽可能地保证与相关学科中科学家的术语用法一致。这很可能涉及与领域专家合作,例如协商术语的折中方案。

3. 识别术语用法不一致的学科交叉领域。查找并跟踪该领域的术语集中已包含的同义词。

只有当交叉领域间存在的差异仅限于同一实体使用不同词语表征时,该策略才会奏效。而在这种交叉领域中,不同学科所采用的术语有实质性差异时,则需要采用更复杂的策略。例如,两个本体可以处理相同的现象,但是粒度级别不同(例如,分子和细胞);或者它们其中一个处理对象,而另一个本体处理过程;或者一个处理对象本身,而另一个则处理对象的图像。

在这种情况下,必须开发多个本体(或单个本体的多个分支),并通过关系及对应的定义和公理,将对应的术语连接起来。这些都是可行的策略,因为我们所处理的*既有*科学领域中,可以假设所讨论的学科在其科学内容方面彼此是一致的。通常,可以制定出映射规则——例如,类似于不同科学计量单位系统之间转换的规则——从而能将包含本体同义词术语的断言转换为包含本体首选称谓术语的断言。

无论如何都要避免使用全新的表达方式作为本体中的首选称谓,来表征领域内专家所熟悉的具有既定名称的实体。同样,本体学家应该避免将熟知的术语赋予全新的和不同的含义。为了避免在本体信息的编码过程中以及最终用户对此类信息解释过程中产生混淆,领域本体构建者对术语的选择,应当尽可能地尊重当代领域专家和潜在用户的现有术语集、术语用法和实践。就此产生了术语集构建的第四条原则,这与第 3 章中的复用原则相呼应。

4. 不要重新发明轮子。在术语选择中,尽可能贴近实际领域专家的使用。在术语集构建和设计中,尽可能多地利用现有资源(术语和本体)。

术语的格式 [0]

5. 使用单数名词。

本体中的术语应尽可能使用单数名词或单数名词短语的语法形式。

采用此规范的原因有两点。首先(也是后续内容中处理句法和术语集的一个常用约束),关键的是一些语法标准,所有参与本体构建的人都要采用和遵守某种语法标准,这样才能使得并行构建本体的若干工作能随时保持同步。可以看看未遵循此规则的例子,如 MeSH [1],其层次结构蕴涵如下的是一种(*is_a*)的关系:

共产主义 是一种(is_a) 政治制度(communism is_a political systems),

政治制度 是一种(is_a) 社会科学(political systems is_a social sciences),

社会科学 是一种(is_a) 行为学科和活动(social sciences is_a behavioral disciplines and activities),

行为学科和活动 是一种(is_a) 主题词(behavioral disciplines and activities is_a topical descriptor),

等等。单数和复数名词的混合使用,可能完全适用于诸如图书馆目录构建等目的;然而,将信息编译为用于推理的形式时则会产生问题。

单数名词规则在实际中已经得到了很好的检验,并产生了一种简单而无成本的同步形式。坚持本体中的所有术语都应以单数名词的形式存在,也存在原则性的理由。因为每个术语所指称的并非某些复数或集体性的实体,而是一个共相或一个定义类。而这两种情况下,其指称都是单数。只存在一个有机体共相,即使它有许多实例;也只存在一个交通事故原因的定义类,即使它有许多不同的成员 [2]。

6. 普通名词使用小写字母斜体格式。

与原则 5 相同,我们建议,准备供人类审查的本体内容,指称共相或类的术语使用小写斜体字母表示(该推荐的部分理由是首字母大写通常用在英语中来表示专有名称,而这些名称是实例("Tom,""Seattle,""Jupiter")。因此"cat"不是"Cat"或"CAT";而*eukaryotic cell*也不是"Eukaryotic Cell"或"EUKARYOTIC CELL"。

一些本体编辑程序要求使用下划线(eukaryotic_cell)或单引号('eukaryotic cell')或驼峰命名法(eukaryoticCell),使计算机能够识别名词短语的开头和结尾。在这个方面,无论选择哪种规则,主要目标都是确保规范得到一致遵守——也是为了跨本体的协调。

7. 避免缩写。

尽量避免使用首字母缩拼词和缩写作为本体术语。这样做的理由是,首字母缩拼词和缩写很容易在局部环境中创建——例如,通常是由数据库的设计者创建的,而且只是为了让所有列标题能够在单个屏幕上显示。首字母缩拼词的半衰期可能非常短,对于那些使用数据库(甚至有时是数据库本身的创建者)的人来说,经常容易忘记首字母缩拼词的原本意思。相反,本体的目标是创建标准术语集,不管是在现在还是将来,任何人只要在给定的学科中工作,就都可以使用和信赖这些术语集。在一些科学用语中,首字母缩拼词及其相关的表达式已成为术语的组成部分之一,例如,在 "DNA" 或 "AIDS" 或 "ATPase" 等术语;这些术语已经不可能被新的研究小组当作其他含义来使用。然而,除了这类情况,为本体中的条目选择主要称谓时,都应该使用完整的名词或名词短语。

8. 对本体中的每个术语都关联一个字母数字形式的唯一标识符。

标识符与给定版本本体中的术语相关联。每当修改并发表新版本的本体时,如果所讨论的术语在此次修订没有发生改变,则其标识符将保持不变。标识符的使用是为了计算机用途——例如,在此基础上能产生通用资源标识符(universal resource identifiers),用于标识基于 web 的系统中的本体术语。图 4.1 是蛋白质本体(Protein Ontology, PRO)的片段的屏幕截图,该本体展示了我们推荐的方法[3]。

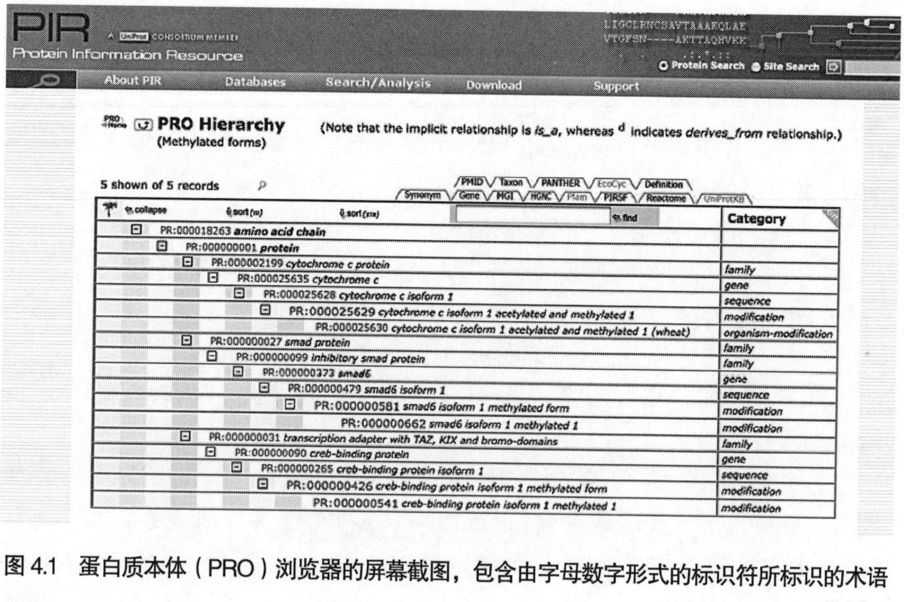

图 4.1 蛋白质本体(PRO)浏览器的屏幕截图,包含由字母数字形式的标识符所标识的术语

图 4.1 中层次结构的顶部，是"氨基酸链（amino acid chain）"条目。点击该条目能获得该术语的人类可读定义及其他相关信息。该术语的左边是其字母数字形式的标识符 PR:000018263，为了计算机编程目的，该标识符唯一标识出该术语在 PRO 本体结构中的位置，并且还能用于创建从其他本体和数据库到 PRO 的交叉链接。标识符不仅与术语关联，也与术语的唯一的人类可读定义关联（便于人类对本体的构建、维护和使用），还与该定义的逻辑形式的版本关联。

9. 保证术语的单义性。

术语在每次使用时应该具有相同的含义。在一个本体中，"细胞"应该永远指称共相*细胞*，"癌症"始终指称共相*癌症*，等等。在本体术语集开发过程中很难坚持单义性原则，因为普通和科学（及临床）语言中经常违反该原则。这首先是因为模糊的表达，例如"cell"不仅有生物学意义，也有（相关的）与例如电子表格中的 cell 和监狱 cell 有关的含义。然而，更重要的原因是人类倾向于在局部环境中使用省略（例如，使用"第三左髋"来指代位于病房左侧第三床上的髋部骨折患者），从而偏离了单义性。在本体设计的背景下坚持单义性原则的理由是相当直接的。如果同一术语在不同语境下以不同方式使用，那么参与本体构建的人更可能出错。本体主要是给计算机使用的，对每个本体术语赋予唯一字母数字标识符可以减轻歧义问题。然而，尽量避免背离单义性仍然很重要，因为经验表明，这种背离是本体创作和维护时引起人为错误的来源之一。

在这里应该注意的是，单义性原则特指本体中的每个术语都应该只有一个含义。我们不排除本体中多个术语含义相同的情况——但此时应该将某个表达式申明为首选术语，然后根据使用该本体不同社区的本体需求，将其他的术语设置为首选术语相关联的同义词。

美国国家癌症研究所（NCI）叙词表（2004 年 8 月 2 日版本）中对"疾病进展"这一术语的处理，就是一个违反了单义性原则的例子，它提供了 3 种可能的解释：

（Ⅰ）持续生长或扩散的癌症；

（Ⅱ）肿瘤的大小增加或体内癌症的扩散；

（Ⅲ）疾病随时间的推移而恶化。该概念最常用于慢性的和不可治愈的疾病，其中疾病的阶段是治疗和预后的重要决定因素[4]。

在定义（Ⅰ）和（Ⅱ）中，"疾病进展"是仅涉及癌症；而在定义（Ⅲ）中，"疾病进展"则涉及疾病随时间的恶化。在第 3 个定义中，"疾病进展"被定义为"概念"，而不是过程（process）。这个定义还包含关于该术语如何经常被使用的描述。这种信息可以包括在与所涉术语有关的评论中；但是，出于逻辑原因它不

应该出现在定义中 [5]。

注意,在 NCI 叙词表的当前(2014 年 6 月 30 日)版本中,该问题仍存在,例如,其中有两个术语"cell",分别定义为"任何小隔间"和"构成身体的所有组织的个体单元"。前者被断言为"概念实体"的子类型,而后者是"微解剖结构"的子类型 [6]。

10. 确保关系表达式的单义性。

单义性也适用于本体层次结构中使用的关系表达式,例如是一种(*is_a*)和是 ... 的部分(*part_of*)。早期本体开发中"是一种(*is_a*)过载"的现象十分突出,"是一种(*is_a*)"在不同的语境下,可能表示"是 ... 的实例"或"是 ... 的子类"或甚至将两者混淆在一起 [7]。类似的,即"A 是 ... 的部分(*part_of*)B"有时用来表示所有的"A"是某些"B"的一部分,或所有 B 有某些 A 作为其一部分,或某些 A 有某些 B 作为其一部分,或又是将所有这些混淆在一起 [8]。有关如何解决这些问题的更多细节,请参阅第 7 章。

11. 避免不可数名词。

与单义性问题相关的是可数名词和不可数名词之间的基本区别。可数名词,如"猫""花瓣"和"细胞",所指称的是可以计数出实例的共相。从而可以问"有多少数量"的问题(如,在这个建筑里有多少只猫? 在这个花上面有多少片花瓣,等等)。"水(water)""组织(tissue)""肉(meet)""化学物质(chemical substance)"等术语则常被用作不可数名词。这意味着它们所指认或指称的是或多或少的数量不确定的东西。例如,在一个给定的容器里,可以问有多少(*how much*)水、肉或化学物质,但如果没有更多的条件限定(qualification),就无法问有多少数量的(*how many*)水、组织、肉。相反,我们可以问:"有多少杯水?""有多少块肉?"或"有多少公升的牛奶?"等。现在,我们用可数名词(更准确地说,是用可数名词短语)来取代原始的不可数名词,以确保确实存在可计数的离散部分。

当然,一些有意义的句子中虽然包含了不可数名词,但并没有用这种方式将其转化为可数名词,例如:护士得到指示将组织(tissue)储存到冰箱或者从患者抽取血液(blood)。但是,经过反思我们能发现这里仍然存在相应的转换——即便不是显式的转换。这是因为我们理解到了存在相关数量或容器。此外,在不同的语境下,"血液"等术语不仅可以用来指称某特定数量的患者血液,还指患者身体中的任意一份或最大份的血液,以此类推;而"任意一份的血液"和"最大份的血液",按照"避免不可数名词"原则也是完全可以接受的。提出该原则的另一个原因是,使用如"血液"或"组织"或"水"或"肉"或"阿司匹林"等术语时,往往所指称的是所讨论物质的类型,而非其特定部分,因此而产生歧义。这些歧义对于本体构建者来说尤其重要的,因为这正是作为本体基础的、类型(共相)和实例(殊相)之间的划分。

　　显然,物质的数量确实存在于现实中——但在实例层面,它们总是以很大或很小部分的形式存在。因此,如果没有确定份量的糖存在,那么糖也不会存在;如果没有确定数量的手提箱和其他行李存在,那么行李也不会存在。此外,物质的数量以不同的粒度级别存在,因此,一定量的身体组织同时也是一群(量)细胞。

　　总之:诸如"组织"之类的不可数名词,可用于指称以下一种或多种:

- 较大份物质中的一份物质(医生所采样的某器官中的组织);
- 离散的(分离的)一份物质(例如,为以后放置到某器官内为目的的、独立生长的组织);
- 所考虑的某种组织类型(如,肺组织和肌肉组织、健康组织和癌变组织);以及
- 最大或全部的物质(如包括肝脏的*所有*组织)。

术语"组织"的这些不同涵义涉及很不一样的理论和实际语境,因此,从本体设计的目的出发,对它们进行区分是非常重要的。即使只有一个像"组织"这样的不可数名词被选作某个本体的首选称谓,以上提到的歧义仍会导致该术语被人错误使用的问题。正是由于这个原因,我们建议在构建本体时应完全避免使用不可数名词。而是应该使用以适当前缀开头的短语(如"一份(portion of)""最大份(maximal portion of)"等)。该解决方案已经被诸如 FMA 这样的本体所采纳,FMA 本体是不同组织和其他身体物质类型相关的(*及其他*)的主导术语资源[9]。

　　为了达到这一目的,我们建议把"化学物质"之类的不可数名词转化为可数名词,其方法是在开头加上"一份(portion of)"或其他符合语境的修饰,例如"一份化学物质""一份组织"等那样。采用这种策略,可以将看似不可数的名词作为*名义部分*或*物体集*(参见第 5 章)的实例来进行处理。然而,基本思想是,由于不可数名词在不同的使用场合指称的是不同种类的实体,因此应避免使用它们,而应该使用本体上更清晰易懂的术语集。

**　　12. 区分普遍(general)与特殊(particular)。**

　　到目前为止,我们已经强调了本体是共相和定义类的表征。而特殊实体(Particular entities)——即共相的实例和定义的类的成员——则是在诸如数据库、临床笔记或实验日志中被处理。对于我们来说,这是有关"本体"一词定义的问题。当然,有一些本体也混杂了表征个体的术语——例如,医学系统命名法(SNOMED)包括"全国唯灵论者教会(National Spiritualist Church)"这个术语,并将其作为*精神或宗教信仰*的一个子类[10]。我们坚持本体应该仅限于一般事物的表征,其理由是多方面的——但就目前而言,只提一个就足够了,

刚才提到的 SNOMED 就能很好地说明这一点。也就是说，背离该原则往往带来错误：*教会*，不管如何理解（无论是作为一个组织还是作为一座建筑），都不该像 SNOMED 那样将其理解为一种特殊的*信仰*[11]。

如果本体需要用表征个体的术语来提供补充，那么将其放在单独的信息工件中——对应于在描述逻辑领域中 T-Box（用于"术语集"）和 A-Box（用于"断言"）之间的区别[12]。在必要时出于实际需求考虑，这两者当然也可以合并为一个整体，形成所谓的"知识库（knowledge base）"。但其结果 - 再次由于定义上的原因 - 就不是本体了，不再仅仅是关于某科学理论如何应用于一系列特定实验中的描述或说明，而其本身就是一门科学理论。

指称共相的术语和指称实例的术语应该加以明确区分。例如，普通名词"茶壶"，当其出现在如"茶壶是用于倒茶的一种装置"之类的句子中时，可以真真切切地理解为其指称一种类型或共相茶壶。在"约翰的茶壶被偷了"中出现的"茶壶"这一术语，则必须理解为指称一个特殊的茶壶[13]。

定义的原则

13. 为所有的非根（nonroot）术语提供定义。

我们已经解决了整编本体术语集的过程中涉及的句法问题，例如通过名词和名词短语的使用规范。然而，本体首先是语义工件——这就决定了其处理术语的方式应该是将术语与特定含义关联起来；并且出于此目的，本体必须提供术语的定义，即：实体要符合该术语的预期含义所必须满足的必要及充分条件的陈述。如果成为 A 是成为 B 的一个*必要条件*，也就是意味着所有的 B 都是 A；而成为 A 是成为 B 的*充分条件*，也就是说每个 A 都是 B。

可见，定义是包含一组必要条件及充分条件的陈述，如以下示例：

X 是三角形 = 定义：*X* 是一个封闭的图形；*X* 有三条边；*X* 的每条边都是直的；*X* 位于平面中。

当然，并非每个包含必要条件及充分条件的陈述都是定义。

- 用来定义术语 A 的所述条件，必须使用比术语 A 本身更容易理解（且逻辑上更简单）的术语（我们在讨论"避免循环"原则时再回来讨论该问题）。

- 所陈述的条件必须同时满足。因此，我们不能将永动机定义为可被 4 整除的素数，即使一切永动机也都是可被 4 整除的素数，并且所有可被 4 整除的所有素数也是永动机（因为这些事物都不存在，或者说不可能存在）。

14. 使用亚里士多德式定义(Aristotelian definitions)。

基于前文所述,这里推荐的创建定义的最佳实践方案是使用亚里士多德式形式:

S = 定义:(满足)D 的 G,

其中"G"(表示属)是当前进行定义的术语"S"(用于种)的直接父术语。"D"代表种差,即:D 告诉我们 G 由于什么成为 S。理想地,用于制定种差 D 的术语是来自某些本体,它们在各自所属本体中被定义。

作为第一个例子,考察亚里士多德自己对"人"给出的定义:

人类 = 定义:理性的动物

遵循亚里士多德式定义结构,可以确保在本体定义集合能精确地反映其共相之间的更大和更小共性的层次结构。

下面是一些来自 FMA 的亚里士多德式定义:

细胞 = 定义:以最大连接的质膜的外表面作为边界的解剖结构

质膜 = 定义:具有作为其部分的最大磷脂双层和包埋在双层中的两种或多种类型蛋白质的细胞成分

心脏 = 定义:具有有多个空穴的器官部分,与系统动脉树、肺动脉树以及静脉树相连的器官

肝脏 = 定义:其包含的小叶与胆管相连的小叶器官

小叶器官 = 定义:其基质将实质细分成裂片、节段、小叶和腺泡的实质性器官[14]

注意,FMA 本体中的这些及其他定义包含诸如"空穴的器官部分"和"静脉树"等科技术语,而它们本身在本体中的其他适当位置已被定义。

亚里士多德式定义结构作为制定定义的一种基本格式,可以在任何领域使用;而且其本质旨在表示所定义术语在是一种(*is_a*)层次结构中的位置。因此,完成了定义的制定,进而可以对本体 *is_a* 层次结构提供额外检查其是否正确,同时,创建 *is_a* 层次结构也为定义的制定迈出的简单的第一步。这些都是亚里士多德式定义结构的优点,也是在构建领域本体时应尽可能严格遵循的原因。其他优点包括:

- 如果对每个定义都拆包(unpacked)(参见下面对该术语的解释),能将我们带回其所在的本体的根节点。
- 自动地避免循环。
- 定义的作者总能知道制定定义应该从哪儿开始。
- 更便于协调多个定义作者的工作。

亚里士多德式定义适用于普通名词(因而也适用于本体主要包含的共相的名称)。但不适用于本体的根位置上的普通名词,因为这里没有父术语(没

有属)作为定义的起点。因此,本体中的根节点,要么使用来自某些高层本体的更普遍的术语来定义,要么将它们声明为基元(primitive)术语。基元术语不能被定义,但是其含义可以阐明(通过说明性的例子、推荐用法的陈述以及公理——这些将在第7章中讨论)。

15. 定义术语要使用本质特征。

术语的定义所撷取的是我们所认为的实体的本质特征,而这些实体是术语所指称的类型的实例。一个事物的本质特征是指,如果没有这些特征,该事物将不属于该事物类型。我们也可将其看作是所讨论实体结构中的固定元素——所有相关共相的实例都必须拥有的要素。

三角形的本质特征包括是平面图形和有三条边。非本质特征包括组成三条边的线的长度。

对于像化学、生物学和物理学研究的自然对象而言,事物的本质特征通常是其存在和行为的科学解释中扮演重要角色的典型特征。因此,根据本质特征对“一份水”的定义如下:

一份水=每个组成的分子都由两个氢原子和一个氧原子通过共价键连接在一起的部分分子物质

对于工件,人为地创建(或在某些情况下,选择)用于实现某些目标的物体,本质特征必须与工件所创建的目的或用途有关。例如刀是切削事物的工具因此它的本质特征包括:有一个由足够坚硬的物质制成的刀片;刀片有锋利的边缘;它有一个由坚硬物质制成的手柄;它小且轻,足以由一个人操纵,等等。

对于给定科学领域中的对象,哪些是其本质的特征,这在相关科学文献中有明确规定;而哪些是相关文献则由本体的范围来决定。正如前文例子中提供的定义可以看出,FMA中的解剖学实体的本质特征包括它们在身体中的位置、作为部分它们所具有的解剖学实体的种类、它们与其他解剖实体的空间和物理关系等。

对于例示某共相的实体,确定其本质特性的一个有效方法如下。根据现有的科学知识试想,对某术语所指称的典型实体的特征进行减除和变更,每执行一步都进行检查,看该减除和变更是否会导致该实体不再是所讨论共相的实例。如果所想象的实体的这种特征,经过减除和变更后会产生这样的结果,那么该特征很可能是给定种类实体的本质特征之一。因此,也可以想象具有不同尺寸、形状、材料和颜色的椅子;然而,当想象到的是一个正常人不可能坐的东西——例如,它是由一种柔软的果冻状材料制成的——此时,就能清楚地知道,无论所想象的实体是什么,它绝不会是一张椅子;所以,普通人可以坐的这一特征,至少是某东西可以成为椅子的必要条件。在这个意义上,坚实是椅子的恒定(本质)特征;而颜色是可变特征[15]。

最后一点,对于定义类,本质特征就是定义中所提到的特征。因此,作为美国癌症患者这个类的成员之一,其本质特征就是:是一个人,患有癌症,且在美国。

关于定义的作者未能利用所定义事物的基本特性的错误,再看的一个HL7中的示例:

人 = 定义:表征通过一个或多个法律文件来唯一识别的单个人类的生命体[16]

16. 从你的领域中最普遍的术语开始。

建议自顶向下地定义本体中的术语。根据亚里士多德式定义模板,我们首先从最普遍的共相开始进行定义,然后通过 is_a 层次结构逐步向下定义更具体的术语。从根节点起,下一级的术语可以基于其各自相应的种差来定义。该过程可以在不同级别上重复多次,这对于解决已确定的需求也是必要的;而让本体作者从最普遍级别开始,这样上手容易,并且为创建更深层级的详尽的本体提供了一种稳健的视角。

之所以提倡自上而下的方法,更普遍的考虑是认为本体应该有一个定义清楚、界定明确的领域,且该领域尽可能由某些既有科学的学界或统一的实践界来确定。从特定目标领域所确定的最普遍类型实体开始,从此向下进行,有助于一开始就能将与所选领域无关的内容排除在本体之外。

17. 避免循环定义。

如果被定义的术语或该术语的近义词出现在定义中,则该定义是循环的,例如:

氢 = 定义:具有与氢相同原子组成的东西

贵宾犬 = 定义:具有贵宾犬的生物结构和外貌特征的东西

这些定义是循环的,因为相比术语本身,这些定义没有提供关于术语所指事物本质的更多信息。由于定义是为了向尚未理解某术语的人解释其含义,所以在其定义中使用术语本身或某种非常相似的表达,首先就违背了提供定义的目的。图4.2是FOAF(Friend of a Friend)词汇规范0.99的屏幕截图,其中"文档"的定义就清楚地展现了这种循环定义。

避免循环定义,从本体正确结构化的角度来说也是很重要的。如果我们把一个构建很好的本体,视为具有图结构、具有专业分类表所形成的中心主干;那么,出于"断言的单继承"原则(后面将进一步阐述)相关的一些原因,确保图中的每一个节点与根节点之间只有唯一的 is_a 关系链连接也是很重要的。而避免循环定义这一原则,正有助于确保实现这一条件。

```
Class: foaf:Document

Document - A document.
Status:          stable
Properties       topic primaryTopic sha1
include:
Used with:       workInfoHomepage workplaceHomepage page accountServiceHomepage openid tipjar schoolHomepage
                 publications isPrimaryTopicOf interest homepage weblog
Has              Image PersonalProfileDocument
Subclass
Disjoint         Project Organization
With:

The Document class represents those things which are, broadly conceived, 'documents'.

The Image class is a sub-class of Document, since all images are documents.

We do not (currently) distinguish precisely between physical and electronic documents, or between copies of a work
and the abstraction those copies embody. The relationship between documents and their byte-stream representation
needs clarification (see sha1 for related issues).
```

图 4.2　FOAF 词汇规范 0.99 中的循环定义

18. 要确保定义容易理解,应使用比所定义的术语更简单的术语。

在定义中应该使用比被定义术语更容易理解的术语——例如,使其变得更科学、更有逻辑性或本体上更基础。这是为了便于人们使用定义,例如,某学科的专家使用其他学科的本体,来完成初步的入门学习,从而促进了跨学科协作。在这种情况下,定义用于为不知道术语含义的人提供解释。如果定义不满足可理解性原则,那些压根不知道术语尤其是专业术语含义的人,就不能从中得到帮助。

下面的例子,也来自 HL7,足以说明我们所想到的问题:

停止服用药物 = 定义:物质管理活动类(Substance Administration Act)中的记录由有效变为无效的状态变更

健康图表实体 = 定义:包含在医疗记录管理中的作为文档接收实体的健康图表[17]

在科学语境中——以及 HL7 所关注的复杂管理语境中,定义不可避免地要涉及一定程度的专业术语集。然而,如果要有效地管理这个术语集,那么在迈向更复杂和专业化的方向上的每一步中,都必须使用先前步骤中已经定义的术语来定义所需术语,这可能通过导入外部本体中的定义资源来实现。

19. 不要通过逻辑组合来为共相创建术语。

从本体实在论的观点来看,某特定共相的存在绝不是单用逻辑手段就能推断出来的;它只能通过观察和科学方法的应用才能发现。本体论与集合论并不相同。它遵循哲学家所谓的共相"稀疏"理论,即不接受共相被任何可任意(例如)布尔组合的规则所支配[18]。

因此,基于"u"命名某共相的这一事实,我们不能推断非 u 也是一个共相,其中"非 u"基于逻辑否定定义如下:

(*) x 例示 非 u = 定义:不是(x 例示 u)的情况

类似地,基于"u"和"v"命名共相的事实,我们不能推断"u 和 v"或"u 或 v"也命名共相,它们的定义分别为:

(**) x 例示 u 和 v = 定义:x 例示 u 且 x 例示 v

(***) x 例示 u 或 v = 定义:x 例示 u 或 x 例示 v

我们特别建议,构建本体应该彻底避免使用否定术语。也就是说,本体建构者应该假设共相在任何情况下都是肯定的,因此,不应使用诸如"非兔子"或"非心脏"这样的——根据(*)定义的——术语,因为不存在所对应的否定共相。

这个原理不仅适用于表征共相的术语,也适用于表征定义类的术语。对于定义类,我们可以制定如下规则:

避免使用假设的类的补集(complement)作为本体中的条目。

类的补集是包含所有不属于该类的实体的类。因此,由"狗"指称的类的补集即由"非狗"指称的类,它不仅包括所有的猫、所有的鱼、所有的兔子等,而且还包括所有的基数、所有的乐器、所有的行星体以及其他一切不是狗的东西。

然而,有些情况下,有些本体确实会有一些定义包含否定式元素的类[19]。例如,原核细胞与真核生物和所有其他细胞的区别在于它们缺乏细胞核。这实际上是用否定信息来定义一个类。然而,原核细胞的种类并不是一个补集类。如果它是,那么它就应该等同于非真核生物的类,即它也将包括所有的乐器,所有的基数,所有的行星,等等。相反,"原核细胞"是可以明确定义的一种独特的细胞的名称。只是这些细胞本身的定义包括一些否定信息(即它们是没有细胞核的细胞)。前者的表述("非真核的东西")属于逻辑的或"外部的"否定。而在后者(原核细胞)的表述存在的是相对内部的否定,从实在论的观点来看,这在定义中使用是完全可以接受的。

因此,避免否定术语的建议需要谨慎地应用,因为临床研究涉及许多定义类,其术语包含类似"非"的前缀,但是这些术语并没有按照(*)的方式定义。一个例子是"非吸烟者(nonsmoker)",它在诸如 SNOMED-CT 和 MedDRA 等有影响力的健康相关术语集中,被用于诸如"非吸烟者比吸烟者更不容易患心肺疾病"的科学断言。

术语"非吸烟者"是完全可接受的,前提是它按照如下方式进行定义:

非吸烟者 = 定义:不吸烟的人

这恰恰是我们前面所推荐的亚里士多德式定义[20]。其他能想到的否定术语——如"无味""无色""不可见""不友好"——同样也是可接受的,因为它们也可以通过"缺少 ..."的肯定形式进行定义。

另一类应该避免的否定术语涉及使用否定运算符,它不是在逻辑上而是以其他方式修饰其关联短语。

例如:

• 取消的卵巢切除术

• 乳头缺如

• 非定域配体

在这些例子中,我们处理的不是某特定实体——严格地说并不存在取消卵巢切除术这样的事物——而是某种特定类型的知识。当我们使用类似"取消卵巢切除术"的术语时,我们是以简略的方式谈论"卵巢切除术"之前已列入外科医生的日程但后来被移除这一事实。在本体中制定术语时,不应使用这类的具有本体误导性的简略。

20. 定义应该是可拆包的(unpackable)。

定义应与它所定义的术语是可替换的,且含义不变。如果我们把"A"定义为"一种 B 且满足 C",那么我们应该能够用"一种 B 且满足 C"来替换句子中出现的每一个"A",且结果与原始句子的意义一样(因而也具有相同的真值)。这种替代过程称为"拆包(unpacking)"。

注意,可拆包性(unpackability)准则只适用于"可扩展(extensional)"的语境,即不受诸如"John 相信"或"在字典被陈述为"这样的表达式所支配的语境。在所有可扩展的语境中,被定义的术语应该可与其定义相互替换,结果能保持语法正确且能保留其含义和真值。该原则背后的基本原理是,无论一个术语指称什么(在我们这里总是一个共相或定义类),该术语的定义应该能成功地指称同一事物。因此,在 FMA 中,"心脏"的指称应该与表达式"具有有多个空穴的器官部分,与系统动脉树、肺动脉树以及静脉树相连的器官"的指称相同。

术语和定义可相互替换且不影响意义这一要求,其重要性不仅在于自动推理时能保持真值,而且还能确保人类用户和维护者对本体的可理解性。另外,不影响语法正确性的互换性对人类也很重要。如果将术语替换为它的定义,导致了语法表达错误,这将妨碍人类顺利地使用本体,也会增加错误的可能性。

专业分类表的原则

在阐述了制定定义的原则之后,我们现在来讨论与专业分类表在本体中的作用相关的原则。

21. 围绕是一种(_is_a_)层次结构主干来构建本体结构。

每个本体都应该包含一个是一种(_is_a_)层次结构,该层次结构是具有单个根节点的有向无环图。图的节点由本体中的术语组成,图的边则表示连接子术语与其直接父术语的 _is_a_ 关系 [(在数学术语中,图是一种有向根树(directed rooted tree)]。叶节点(本体的最底层节点)表征其当前版本的本体中所处理的最具体的共相或定义类。叶节点在本体中并没有什么特殊的地方——因为,今天的叶节点有可能明天新增了其子类就不再是叶节点了。

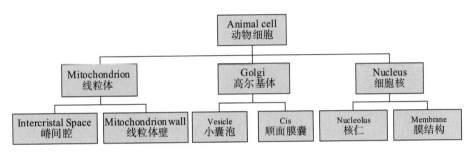

图 4.3　动物细胞的分体学(partonomy)片段

除了表示是一种(_is_a_)关系的边之外,图结构中还有一些表示其他关系的边,例如,_是 ... 的部分_(_part_of_)关系,该关系生成的结构我们可以称之为分体学(_partonomy_)(如图 4.3 所示)(我们将在第 7 章详细讨论_是 ... 的部分_(_part_of_)关系)。

类似地,关系_源自_(_derives_from_)可用于生成生物物种之间的层次结构,如在图 4.4 中所示的简单的系统进化树(phylogenetic tree)中。

22. 确保是一种(_is_a_)关系的完整性。

本体构建者应当确保本体中的每个术语都包括在是一种(_is_a_)层次结构主干中。本体的是一种(_is_a_)关系是完整,意味着层次结构中的每个术语都能通过图中的连续边构成的路径连接到树的根节点。因此,如果将术语添加到本体用于表征已包含术语的实体的组成部分,则应当检查本体是否包含这些部分所需的父术语。我们注意到,这一原则与所有术语都应使用亚里士多德式模板构造定义(参见原则 14)的要求是相互支持的,如果这一要求得到了满足,则为是一种(_is_a_)关系的完整性也将得到保证。另一方面,如果满足了是一种(_is_a_)关系的完整性,那么亚里士多德式定义的创建也就更简单直接了。

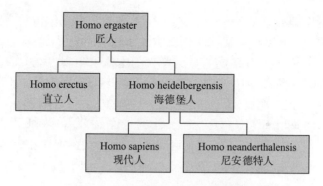

图 4.4　一种系统进化的层次结构

保证 *is_a* 关系完整性，其中一部分工作是要保证术语与其父术语之间的本体一致性。可以通过检查在给定本体中的每个 "A *is_a* B" 断言的有效性来实现，即判断相关领域中的每个 A 的实例是否都是 B 的实例。无论 "A" 和 "B" 是否指称共相或定义类，这个检查都是需要的。术语集中经常出现一类问题：即是一种（*is_a*）关系的不当使用导致本体范畴的混乱，例如在下面的例子中：

非吸烟者　是一种（*is_a*）　*吸烟行为的发现*（来自 SNOMED-CT）[21]；

此外，在 Gramene 植物环境本体的当前版本中：

病毒　是一种（*is_a*）　*植物环境本体*，

未知环境　是一种（*is_a*）　*植物环境本体*，

研究类型　是一种（*is_a*）　*植物环境本体*，

等等 [22]。只要应用该简单规则就能避免这些错误。

23. 确保断言的单继承。

我们可以将形如 "A R B" 的断言（其中 "A" 和 "B" 是本体中的节点，R 是它们之间的关系）视为本体的公理（axioms）（示例参见第 7 章）。本体作者在构建本体时声明这些公理。当对所有公理都进行了断言后，诸如 RACER 或 FACT 的本体推理机（参见第 8 章）就可以*推断*出更多的陈述。于是产生了两种不同类型的本体发布版本：*断言的*（*asserted*）和*推断的*（*inferred*）。

*断言的单继承*原则要求本体的主干专业分类表应该是一个断言的单层次结构（monohierarchy），即：每个术语最多具有一个父术语的层次结构。

这里所说的"继承"，即断言：在本体的是一种（*is_a*）层次结构中，某共相或某定义类所包含的所有东西，也必然被其下层的实体所包含，即*被继承*。因为猫位于*哺乳动物*的下面（是哺乳动物的一个子类），就能得出猫也是*脊椎动物*，雌性特性是拥有乳腺的呼吸空气的动物。同样地，所有包含*细胞*的事物都包含*真核细胞*，所有包含真核细胞的事物也包含*植物细胞*。

在我们断言的是一种(is_a)层次结构中,要求遵守单继承的原因有很多。首先,遵循这一原则能带来某些计算性能的便利[23]。第二,因为它保证了所有术语都通过一个父 - 子关系链连接到断言的本体中相应根节点上,这样为我们应用亚里士多德模板创建术语定义提供了一个简便方法。实际上,如果要成功应用亚里士多德规则,单继承是必不可少的,因为该规则只有在本体中的每个(非根节点)术语有且只有一个父术语时才适用。

第三,坚持单继承允许更有效地管理本体的总体结构,因为它要求本体构建者将术语放到层次结构中的某个位置之前就进行考虑,以确保其分类方式和相邻术语一致。我们与很多不是本体学家的、但在各种不同语境中构建本体的领域专家打交道,这些经验已经反复教导我们:有时候科学家会发现,对于某个要纳入本体的术语,要从多个父术语中为它选择一个父术语是很困难的,这时要求单继承的原则就很受欢迎,因为它会不断地引导参与着更加清晰地思考。

第四,遵循这一原则将使本体更容易结合到更大的体系结构中——尤其是在本体需要自动组合到一起的情况下。

最后,也是最重要的,单继承本体可转换得到多继承本体。而多继承本体的好处是易测查性(这样,人可以通过跟踪多个父路径更容易地找到所要找的术语)。而这些好处都可以通过以下方式来获得:将本体官方(或"断言的")版本制定为断言的单层次结构,同时也能针对特定用户群开发推断的多层次结构。这样所得到的应用本体就不需要满足断言的单继承原则了。

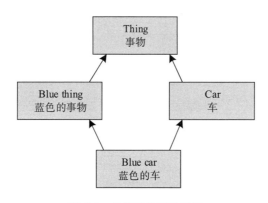

图 4.5 多继承的简单说明

考虑图 4.5,该图反映了使用两种不同的分类原则(通过颜色和车辆类型)来分类事物的尝试。该图不满足(除了根节点之外)层次结构中的每个节点有*且只有一个父节点的规则*。

　　这里违反了单继承原则,因为混合了两个完全不同的是一种(is_a)层次结构——一个是事物的层次结构,另一个是颜色的层次结构。如果基于应用目的,我们确实需要创建这样的组合层次结构(例如为了满足一个汽车喷漆店的需求),只需要简单地将这两个层次结构组合在一起,用推理机创建一个*推断*的层次结构就可以实现,该层次结构虽然不是单继承的,但能满足我们的实际应用需求。

　　分类过程中解决明显的多继承,具有指导意义并且有助于理清相关实体的定义,可以通过断言"有些人是母亲"来说明。该断言想表达的意思是,有些人在其生命中的某个阶段或多个阶段扮演其他人的母亲的角色。那么就很容易将*母亲角色*归为多继承,如图4.6所示。

　　沿着这些线进行处理有利于在本体中撷取各种不同种类的母亲角色。然而,与此同时,它会掩盖掉一些重要的区别。回想一下是一种(is_a)关系(图中指向上方的箭头所表示的)的真正含义:

　　母亲角色是一种(is_a)社会角色≡每个母亲角色的实例都是社会角色的实例

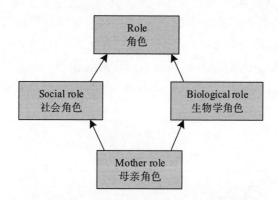

图4.6　母亲角色被假定是一个多重继承的例子

　　母亲角色 is_a 生物学角色≡每个母亲角色的实例都是一个生物学角色的实例

　　但不幸的是,这些断言都是不是正确的。虽然这个术语经常用"母亲"这一词来标识,但它的社会和生物学意义并不像我们想象的那样紧密地联系在一起。一个人可以作为生物学母亲,而不扮演母亲的社会角色(例如,某人放弃抚养自己所生的孩子);同样,可以不作为生物学母亲而扮演母亲的社会角色(例如,某人收养孩子)。图4.7中的两个分类中其中任何一个都更接近于对共相*母亲*的正确思考方式及其分类的方式;而且,重要的是都不涉及多继承。

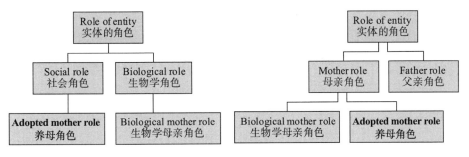

图 4.7 以非多继承方式分类的母亲

显然,给定个体的分类方式通常会有多种。例如,儿科外科医生可以根据他们的患者也可以根据其执行的程序进行分类。但是,在这种情况下,最好的解决方案不是创建一个具有多继承的专业分类表。而是应该分别构建单独的"规范化"分类,每个分类都使用单继承,并且都基丁共同的上层本体从上往下构建。在此基础上,可以使用这两个本体中出现的术语定义来说明在两个本体中所出现术语之间的关系。基于计算机的推理机可以使用这些定义创建一个不再是单继承的复合本体,以解决特定的应用目的 [24]。

24. 本体的开发者和用户都应该尊重开放世界假设(open-world assumption,OWA)。

一方面,从本体创建的特定目的来说,应该是越完整越好。这意味着:在本体中,只要是与本体的目的相关的共相的表征,并且落入本体范围内,就将其包括进来。对于旨在支持科学研究而创建的本体,其理想分类包括是一种(*is_a*)层次结构中所有级别上的全部的既有领域共相。因此,它会包含诸如当前文献中讨论的、与相关领域有关的所有共相。当然,在生物学和医学等重要领域,这种理想永远无法实现。这是因为新的科学信息需要与科学进步相适应。在这些领域中,本体永远不会完整,而其作者也应该向潜在用户说明这一点。一般来说,本体是基于*开放世界假设*(OWA)建立的,意味着本体的构建方式都是灵活的、可扩展和可校正的,并不要求其涵盖所涉及领域的全部内容。当发现某个新现象与本体相关且在其范围内,但没有提供适当术语时,正确的策略是识别本体中涵盖该现象的最具体术语,然后建议一个适当的子术语并将其添加到本体层次结构中。开放世界假设意味着,某给定术语未包含在某本体中的事实不会带来任何逻辑结果。

25. 坚持客观性原则,即:描述现实存在,而非关于现实存在的已知事物。

使用我们推荐的方法创建的本体是现实存在的表征。存在并不是我们现有生物学知识所产生的结果。在任何特定领域中,自然科学处理的共相是发现的,而非发明或创造出来的。

这就是为什么在构建本体时必须要考虑重要领域中关于现实的最佳可用科学信息的原因。其目的是系统地组织关于这些信息的术语内容，并关注每种实体的本质特性。因此，科学知识的现状对于本体的构建是至关重要的。然而，包括在本体中的术语并*不指称我们当前的知识状态*，而是指称现实中所对应的实体。因此，本体不应该包含类似这样的类："已知过敏""经验证实的玻色子"或"未分类的流感"。本体不应该混淆*疾病与诊断*，也不应混淆*测量结果与正在测量的量值*。

结束语

整编本体所包含领域信息的过程包括以下几个步骤。首先，基于已经收集的领域信息来选择要包括在本体中的术语，并且区分首选称谓和同义词。第二，为每个术语提供清晰、科学上准确的和逻辑上一致的定义。第三，明确地识别每一个术语在领域信息层次结构分类中的位置。这些步骤应按照本章中所列的原则进行。在下一章中，我们将展示这些原则上如何在基本形式化本体中应用的。

关于定义和分类的延伸阅读

Ceusters, Werner, and Barry Smith. "A Realism-Based Approach to the Evolution of Biomedical Ontologies." In *Proceedings of the AMIA Symposium*, 121–125. Washington, DC: AMIA, 2006.

Köhler, Jacob, Katherine Munn, Alexander Ruegg, Andre Skusa, and Barry Smith. "Quality Control for Terms and Definitions in Ontologies and Taxonomies." *BMC Bioinformatics* 7（2006）: 212.

Schober, Daniel, Barry Smith, Suzanna E. Lewis, Waclaw Kusnierczyk, Jane Lomax, Chris Mungall, Philippe Rocca-Serra, and Susanna-Assunta Sansone. "Survey-Based Naming Conventions for Use in Ontology Development." *BMC Bioinformatics* 10, no. 125（2009）.

Smith, Barry. "New Desiderata for Biomedical Ontologies." In *Applied Ontology: An Introduction*, ed. Katherine Munn and Barry Smith, 84–107. Frankfurt: Ontos Verlag, 2008.

Smith, Barry, and Werner Ceusters. "HL7 Rim: An Incoherent Standard." *Studies in Health Technology and Informatics* 124（2006）: 133–138.

Smith, Barry, Waclaw Kusnierczyk, Daniel Schober, and Werner Ceusters.

"Towards a Reference Terminology for Ontology Research and Development in the Biomedical Domain." In *Proceedings of the 2nd International Workshop on Formal Biomedical Knowledge Representation*（KR-MED 2006）, vol. 222, ed. Olivier Bodenreider, 57–66. Baltimore, MD: KR-MED Publications, 2006. Accessed December 17, 2014. http://www.informatik.unitrier.de/~ley/db/conf/krmed/krmed2006.html.

一些关于本体的评论文章

Bodenreider, Olivier. "Circular Hierarchical Relationships in the UMLS: Etiology, Diagnosis, Treatment, Complications and Prevention." *Proceedings of the American Medical Informatics Association Symposium* 23（2001）: 57–61.

Ceusters, Werner, Barry Smith, and Louis Goldberg. "A Terminological and Ontological Analysis of the NCI Thesaurus." *Methods of Information in Medicine* 44（2005）: 498–507.

Ceusters, Werner, Barry Smith, Anand Kumar, and C. Dhaen. "Mistakes in Medical Ontologies: Where Do They Come From and How Can They Be Detected?" *Studies in Health Technology and Informatics* 102（2004）: 145–164.

Kumar, Anand, and Barry Smith. "The Unified Medical Language System and the Gene Ontology: Some Critical Reflections." *KI 2003: Advances in Artificial Intelligence* 2821（2003）: 135–148.

5 基本形式化本体介绍(一):常体

前面章节我们讨论了形式化本体(或者说顶层本体,领域中立本体)的使用,有助于构建可互操作的、严格的、清晰的领域本体。我们认为,通过顶层本体可以更好地解决诸如术语集选择、术语定义和分类等问题;而且,使用顶层本体有利于实现本体共享、本体开发管理和专业技能培养。

在 OBO 工场的框架内合作开发的很多本体,均将基本形式化本体(BFO)作为其各自研究领域的实体和关系分类的起点。例如,细胞本体(Cell Ontology)、解剖学基础模型本体(Foundational Model of Anatomy)、蛋白质本体(Protein Ontology)、基础医学本体(General Medical Science)和生物医学研究本体(Ontology for Biomedical Investigations)。与其他顶层本体一样,BFO 也遵循可误论原则,已经且目前仍在不断受到面向实证科学(empirical science)的本体的开发者和用户的审查和测试。BFO 的修正和改进,一方面,这得益于许多致力将本体应用到特定领域的团体的经验教训,另一方面,也是外部批评者的大量心血的体现。本章我们将介绍 BFO 中的范畴及其定义,并重点介绍 2014 年发布的供征求意见的 2.0 版。我们还将以一种可被视为逆向工程(reverse engineering)的方式,阐述如何将这些范畴应用到现有的领域本体中。

BFO 的若干基本特征

BFO 是用于支持科研数据整合的顶层本体。它的小体量设计,一方面,便于实现对不同领域本体共有上层范畴的一致性表征;另一方面,也便于实现模块化和专业分工。顶层本体不应该包含诸如“细胞”“死亡”或“植物”之类的术语,这些术语应属于范围更窄的特定领域本体。

BFO 的普遍性和小体量,也决定了它本身并不用于解决特定领域的术语需求,而是为特定专业人员开展工作提供一个起点。BFO 也不会对领域本体开发过程中出现的所有的准哲学问题提供答案——如“什么是组织?”“什么是生命?”“什么是艺术作品”或“什么是行动?”,但这并不意味着此类问题的答案无法在 BFO 框架内表达。在某些情况下——正如在接下来的有关信息工件讨论中所见——BFO 开发人员和用户之间进行的这种辩论,使大家认识到 BFO 需要扩展;尽管如此,BFO 仍然没有偏离领域中立这一属性。

BFO通过提供一个公共的顶层架构,来支持按照其理念构建的不同领域本体间的互操作性,为领域本体学家带来帮助。这种方式能将分散的存储库中所包含的信息组合成公共框架的一部分,以实现相应领域的实体分类和推理。当然,实现该目标的前提是信息工作者、数据管理者、研究人员和实验文献及数据审编员在工作中切实使用BFO。同时,使用BFO所带来的各种看得见的好处,又让人们有更多理由和动力去使用它。例如,BFO的使用促进了专业知识的可移植性,在某一领域接受过使用BFO训练的人,会更容易在其他领域应用这些技能。它还为本体的开发提供了一个起点,因为它对顶级本体所关注的抽象问题提供了一组现成的答案,这样本体的新手只需要直接面对其所属专业领域的特定问题。许多人一直在使用基于BFO的本体却并未察觉,因为他们在工作中看不到这些本体中的BFO组件。如同发动机对于汽车非常重要,但司机们却经常忘记它的存在。

在前几章中,我们讨论了共相和殊相之间的区别,并且强调科学本体的首要目标是表征共相及其之间的关系。本体,和科学理论类似,所关注的也是普遍知识的撷取。BFO本身及基于BFO开发的本体中包含的术语,首先应该将其理解为对共相的表征。这不是因为其自身对共相的兴趣所决定的。科学本体的最终目标是支持科学家对*殊相*(例如,实验观察到的各种殊相)进行分类。BFO支持分类层次结构的构建,以帮助实现对殊相的推理。它提供了一系列预设的高层级分类,为表征较低普遍性层次的共相提供了基础。因此,BFO旨在确保基于它构建的领域本体,能够以一致且连贯的结构化方式来表征其各自领域中的共相。

实体的基本类型:常体和行体

从科研工作者的角度看,BFO从现实的运作方式开始着手。我们认为现实是由实体(entity)组成的——哲学家和科学研究者常用"实体(或存在体)"一词,来指称以任何方式存在的任何事物。

然后,我们将实体划分为两种范畴,即:

常体(continuant):历经时间而能*持续*或*保持不变*的实体,包括:①自在物体(independent objects),如我和你;②他在常体(dependent continuants),包括性质(如你的体温和我的身高)和功能(如这个开关有开灯的功能);以及③这些实体在任意给定时间所占据的空间域(spatial regions)(见图5.1);

行体(occurrent):指*发生*或*出现*的实体,也称为"事件""过程"或"发生的事情"。我们认为行体不仅包括:①以连续阶段形式展开的过程;还包括②这些过程的开始或结束处的边界或阈值;以及③这些过程发生的时间域和时空

域（spatiotemporal）。

从常识上看，这两种实体类型不会并存。即常体不能同时是行体，行体也不能同时是常体。相反，根据第3章中介绍的观相主义原则，它们是对同一个现实的两个截然不同但互为补充的观点和角度的体现，其中任何一个都不能完全替代另一个所表征的现实特征。

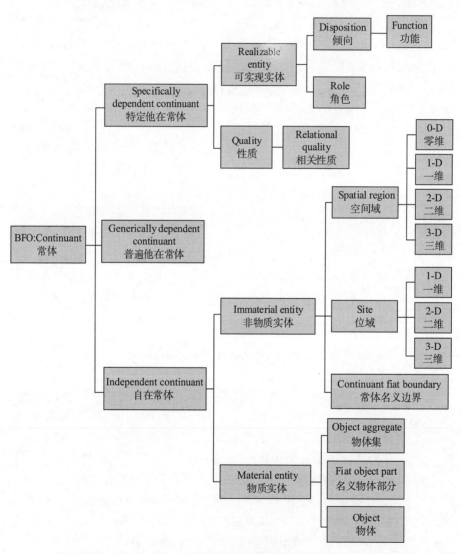

图 5.1　BFO 常体的层次结构

在描述现实时，我们通常同时从两个视角上进行讨论，就像当我们作出以下断言：

- 细胞（常体）参与减数分裂过程（行体）；
- 人（常体）接受由其他人（常体）操作的手术（行体）；
- 参与折叠过程（行体）的氨基酸链（常体）会产生新的结构（常体），而参与翻译后修饰过程（行体）产生典型的三维氨基酸链结构（常体）；
- 地球（常体）绕行（行体）太阳（常体）。

注意以上每个例子中，我们是如何使用指称共相的普遍术语（如"氨基酸链"或"绕轨道运行"等）来探讨殊相（如特殊的事物和特殊的过程）。

接下来，我们将讨论 BFO 类型及子类型组成的*是一种*（is_a）层次结构，按照从最顶层的范畴往下的顺序讨论各子类型。本章中先讲解*常体*，在第 6 章再讲解*行体*。我们将按照具体性递减的顺序进行，首先从自在常体和物质实体开始。

BFO：常体

BFO 的常体是能历经时间而*持续存在的*实体；它们可能获得或失去某些部分（如生物体获得和失去细胞），但在它们存在的每个时间点都仍能完整地存在。因此，你可能失去一只手臂，但是你——所有的你在你存在的任何时间内——将仍然完全存在，不管是在失去手臂之前还是之后。虽然，失去一个胳膊比失去一根头发要痛苦得多，但是从本体论上来说两者没有本质区别。在这点上它和*过程*（行体的主要子范畴）是不一样的，过程是在连续的时间部分或阶段中随时间展开的。因为两个不同的时间段不可能同时存在，所以能让过程作为整体而存在的时间点也不存在。相反，过程在给定时间点上只能存在其短瞬的阶段或切片。

BFO 的常体部分由以下实体的表征组成：①能历经时间持续（persist）、持久（endure）或连续（continue）存在，并能保持其同一性；②没有时间部分。请注意，这并不是常体的定义；对于我们关于现实的理解来说，这个术语太基础了，如果不使用与其本身意义相同的术语（如"持续"，"持久"等），是不可能对它进行定义的。因此，任何的尝试都将是循环定义。取而代之的是，我们提供了所能想到的，以术语"常体"的阐释及例子的形式，来描述该术语所适用的各种实体。（后续介绍的一些没有定义的"BFO:"术语，也遵循与此类似的原则）

虽然常体没有时间部分，但是每个常体都将与生命周期或 BFO 中所谓的历史相关；*历史*属于行体类型，因此可具有时间部分。

常体的例子包括西红柿，西红柿的性质（例如，它的重量、温度或颜色）以及任何给定时间点西红柿所占据的空间域。BFO 的*常体*有很多子类型旨在囊括所有这些常体类型。其3个直接子类型或"孩子"是:*自在常体,特定他在常体和普遍他在常体。*

BFO:自在常体

*自在常体(independent continuant)*是作为性质的持有者的一类常体。如果说常体 a 是性质 b 的持有者,则也可以说 b *依附于(inheres in)a*。因此,西红柿 a 的颜色 b,也*依附于西红柿 a*。依附(Inherence)可以被定义为一种单方向的依赖,更确切地说,这种单方向依赖的一端是性质、倾向和角色(随后解释),另一端是自在常体。"依赖"这个词还有其他用法,其中一些与后面的内容有关(例如,对边界和边界所界定的事物之间的关系的处理)。然而,就目前而言,理解 BFO 中"依赖"的特别含义是至关重要的,这就意味着他在实体(dependent entity)相对于其持有者的自在常体而言是次生的(具有更弱的具体性)。自在常体是三维的东西,具有物质的部分。相比之下,他在实体是没有物质部分的,且必须依附在支撑它的物质上。从这个意义上说,物质不能依附(或在本体论上次生于)于其他实体上(没有比物质更具体的了)。由此可见,自在常体是其他实体(如性质)所依附的实体,而其本身不依附于任何事物。

自在常体的同一性和存在性不会因其部分的得失而改变,后面我们也将看到,也不会因为其性质的变化、倾向和角色的得失而发生改变。例如,西红柿 a 可能被放在阳光下而失去水分;西红柿 a 可能曾经是绿色的,但现在是红色的;西红柿 a 可能被冷冻,从而失去其成熟的倾向(disposition);并且西红柿 a 可能被厨师挑选从而获得作为牛排的配菜的角色(role)。

接下来讨论自在常体的类型,包括生物体及其部分——例如,人的心脏和四肢;生物体的边界——例如,人的指尖(用于获取所谓"指纹"的一类事物);以及位置,例如美国大峡谷(Grand Canyon)。相应地,BFO 将自在常体分为两个子类型:物质实体和非物质实体。

BFO:物质实体

BFO:*物质实体(material entity)*是有某一份物质作为其组成部分的自在常体。因此,自在常体可以在三维空间中延展,并且可以持续存在一段(无论多短的)时间。

BFO:*物质实体*的例子包括生物体,如人类、长在人身上的手臂,以及人类集合如舞蹈团或棒球队。这三组例子对应于 BFO 所区分的物质实体的3个主要子类型,即:

BFO:*物体*(*object*)
BFO:*名义物体部分*(*fiat object part*)
BFO:*物体集*(*object aggregate*)
以及下文将讨论的各种组合。

BFO:物体

自然的组织形式是由嵌套单元组成的一种层次结构。从微物理粒子到行星体,现实存在是由单元或颗粒排列组成的——在下文称为"物体(objects)"。例如原子、分子、细胞器、细胞、器官、生物体、行星和恒星。

*物体*是一种物质实体,它满足:

1. 在三维空间中延展;

2. 自成一体(causally unified),也就是说其各部分通过连接关系联系在一起,如果物体的某一部分在空间被移动,那么其他部分很可能被移动 [在这种意义上,我们认为所有部分是*命运与共的*(common fate)];

3. 最大的程度的自连接(直观地,即物体的不同部分以某种方式被捆绑在一起,并且以同样的方式连接到这些部分的任何东西本身就是该物体的部分)[1]。

在这个意义上,生物体是一种物体,单个细胞、卵子(包括其所有内容物)、太空船(包括其所有内容物)和行星也都是物体。相比之下,两个人握手并不会形成一个物体;同样,一个人和他的帽子也不会连接成为一个物体。这是因为这两种情况中的连接都太弱了,达不到将这些部分结合到一起的要求。你的(附着的)头并不构成一个物体,即使它的各个部分之间的连接的物理强度达到组成物体的要求。这是因为你的头,和你的整个身体不同,它不符合"最大"的意义。

在许多情况下,某个物体由于拥有物理的覆盖表层或膜这样的容器,将其内部部分保持在一起,从而满足自连接条件。覆盖表层可能具有孔或空腔,但在正常情况下,孔或空腔很小,内在的物体无法逸出。覆盖表层本身在拓扑上是自连接的和最大的。它是自连接的,即意味着该表层的任意两个部分之间,在该表层上都可以找到一条连续(不总是直的,因为假设表面可能有孔)的线将其连接,而不需要跳到表层的外部。它是最大的,即意味类似的连续线所连接的所有物质部分都属于表层的一部分。

在这个意义上,西红柿是物体,未切开的西红柿的两半则不是。人也是物体。这两个例子都表明,物体表面必须自连接并不蕴含(imply)表面不能包含孔(例如气孔或嘴)——物质颗粒可以在不同方向穿行通过这些孔。在这个意义上,人的心脏或大脑这样的器官是物体,胎儿也是物体。这些实体都通过物理管道与其外围的宿主生物体相连接。但是这些连接相对较弱,(正如我们从经验所知)即使连接断开,所讨论的物体仍能存在。

拥有一个最大的自连接外部边界——在 BFO 本体中称为*物体边界*(*object boundary*)——作为宏观物体判断标准是适用的,这里的宏观物体指至少要有细胞核那么大的自在常体。但不宜作为更细颗粒(如和单个分子差不多或更小)的物体的判断标准。在这个粒度水平上,自成一体准则发挥了更重要的作用。该准则既适用于物体的不同部分内部彼此关联,也适用于物体作为一个整体与其他物体外部地发生交互作用。

即使物体具有最大连接的物理外部边界,它仍然可能包括不与其他部分相连的某些内在部分。其中一个例子是人体内的血细胞。它们是人体的部分,虽然它们并没有与其他部分相连接 [2]。另一个例子是位于人体内形成人体微环境的细菌,虽然它们既不是人体的部分,也没有与人体某部分相连接 [3],但它们确实通过周围的黏膜(即皮肤)而与人体命运与共。

物体是他在常体与行体赖以存在的基础。物体的存在,不依赖于其他物体是否存在。因此,门把手是一个物体,因为即使从门上拆下来,它的各部分是完整的,它仍然存在。它可能从一个地方被移动到另一个地方,甚至它周围的物体被破坏、移除或替换,它也能存在。从 BFO 的角度来看生物体就是物体,当然可以说它们是依赖于其他物体(如氧气、水、药物、食物等)而存在的物体,然而这种"依赖"我们认为并不是本质意义上的。

我们说过,BFO 常体在它所存在的*任何时间点上都是完全存在的*。再强调一次:如果吉尔失去了她的手臂,那么她与目前所有的其他部分仍然构成一个整体——而如果该手臂能幸存下来,那它现在是一个*单独的物体*(*separate object*)了。但它不再是吉尔的一部分了。然而,对于 BFO 的*行体*而言,类似的情况则不成立。例如,网球比赛的第一节可能已经过去了,但它仍然是整个网球比赛的一部分,且将永远如此。人生命的头三年,虽然过去了,但永远是人生命的一部分。在这个意义上,生命乃至普遍的过程都有时间部分(temporal parts)。而常体没有时间部分。

行体不仅与其部分之间的关系是基于时间而成立的,与其属性(property)之间的关系也一样。正如后续章节讨论的,从逻辑的角度以及常体表现方式来看,行体的表现都是不同的。

BFO:物体集

物体集(*object aggregate*)是由物体的集合所组成的*物质实体*,且其组成部分与该集合的物体相对应。此外,形成物体集的物体之间不共享任何共同

部分,从这个意义上来说,它们是彼此分离的。

物体集的例子有:一堆石头、地铁上的一群通勤者、你血液中的一群细菌、一群鹅、某家医院的所有患者。我们可以说,物体集的统一性要比严格意义上的物体弱——正如一堆石头与一块石头相比来说。在某些类型的物体集中,物体之间可以动态地互动,如交响乐团或者投入战斗的步兵营。

诸如交响乐团或租户协会之类的组织都是一类特殊的物体集,其中有特定的物体(如特定的人)扮演特定的角色(如主席、秘书、司库、会员等)(参见后续关于角色的讨论)。

BFO:名义物体部分

名义物体部分(*fiat object part*)是一种物质实体,它是某个较大物体的真子部分(proper part),但没有任何物理间断将其与该物体的其余部分划分开(因此它本身不是物体)。名义物体部分的例子包括人的上躯干,实心金属勺的手柄,地球的西半球,长骨的骨干(见图5.2)

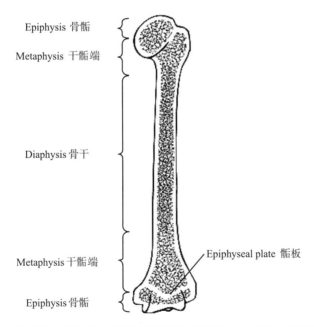

图 5.2　一根长骨如股骨分为 3 种不同类型的名义部分:*骨骺、骨干和干骺端*

来源:来自网页 http://medical-dictionary.thefreedictionary.com/epiphysis,最初发表于 Miller-Keane and Marie T. O'Toole, *Miller-Keane Encyclopedia and Dictionary of Medicine, Nursing, and Allied Health,* 7th ed.(London: Elsevier, 2003).

因此,名义物体部分与那些本身就是物体的物体部分不同,那些物体部分有自己完整的物理外部边界,比如你静脉和动脉中的血细胞或者一个沙丁鱼罐子中的一条条沙丁鱼。我们使用"名义(fiat)"一词来提请注意这样一个事实,即所讨论的边界规范性地反映了(如,地图的制图员或在连续变化的领域里标识不同区域的理论家们的)决定。虽然这些划分的分割线并不对应物理间断,但仍然作出了划分。正如接下来关于名义物体边界的讨论中所看到的,即使没有任何认知主体决定,这类边界仍然存在。

组合型物体 – 实体

BFO 并未声称物体、物体集和名义物体部分这 3 个子类型就能将物质实体划分得详尽无遗。例如,如果约翰拥有两栋相邻的公寓楼,但出售了其中一栋公寓楼的顶层,那么他拥有的可能是一个物体与一个名义物体部分之和。如果玛丽正在研究某群患者的膝盖损伤,那么她的研究目标可能是名义物体部分的集合。

这种 [4] 组合型物体 - 实体(combination object-entities)对于 BFO 而言并不构成挑战。BFO 2.0 虽然没有明确将作为子类型纳入,但是如果 BFO 的用户确实有相应需要,未来版本可能会将其包括进来。我们可以使用处理二维表面(比如,亚利桑那州是美国大陆这一二维表面的名义部分,而美国大陆又是地球这个二维表面的名义部分)类似的做法,进一步区分名义实体的其他子类型。

BFO:特定他在常体

根据具体性递减的顺序遍历 BFO 的是一种(is_a)层次结构的策略,我们接下来将讨论*特定他在常体*(*specifically dependent continuants*)和*普遍他在常体*(*generically dependent continuants*)。*特定他在常体*是依赖于一个或多个特定的自在常体而存在的常体。他在常体表现出了其*存在性依赖于其他实体*的本质,也就是说,要想某个他在常体能存在,它所依附的某个其他的实体(直观上,具有更大具体性的实体)也必须存在。

特定他在常体的例子包括:这个西红柿的颜色,你左肘的疼痛,这朵云的质量,这块莫扎雷拉奶酪的气味,这条鱼的腐烂的倾向,你作为一名医生的角色,你的心脏的泵血的功能,以及你的屏幕上特定像素阵列的性质。如果没有云,云的质量就不可能存在;同样,如果没有西红柿,西红柿的颜色也不可能存在。

在 BFO 中,*特定他在常体*再细分为:
BFO:*性质*(*quality*)

　　　BFO:*相关性质*（relational quality）
　　　BFO:*可实现实体*（realizable entity）
　　　　BFO:*角色*（role）
　　　　BFO:*倾向*（disposition）
　　　　　BFO:*功能*（function）

　　*特定他在常体*是依赖于某特定的*自在常体*（也就是它的持有者）而存在的他在常体。因此,特定他在常体是不能从一个持有者迁移到另一个持有者的。例如我的皮肤黝黑是特定地依赖于我的。它不可能也是*你的*皮肤黝黑,只可能是特别相似的、但截然不同的皮肤黝黑的实例。同样,你的汽车的质量只有在汽车存在的时候才存在。而且,这个*质量*实例也只能作为这辆特定的汽车质量而存在,而不能是其他汽车的。正如后面要看到的,这一点并不适用于普遍他在常体,这类常体的定义正是基于它们可以从一个持有者迁移到另一个持有者这一事实。

BFO:性质

　　*特定他在常体有两种类型:性质和可实现实体。*性质与可实现实体的不同之处在于,前者如果完全依附于某实体,则会在该实体中被得到充分展现（exhibited）、表现（manifested）或实现（realized）。相反,可实现实体可以依附而不被实现,还可以被实现到不同的程度（包括不同的可能性程度）。

　　所有性质的共同点是,它们都依附于也因此依赖于其他实体而存在;要想让某性质存在于某个或多个实体——具体来说是某个或多个自在常体,那么这些自在常体也必须存在。性质的例子有:这个肾脏的质量,这一份血液的颜色,以及这只手的形状。请注意,所有这些例子中的性质都处于（standing in）与其他某个自在常体（例如肾脏、一份血液、一只手）的关系中。这是因为性质具有依赖于他者的本性。如果呈现*颜色的东西*不存在,那么颜色也不可能存在;类似地,如果具有*质量的东西*不存在,那么就不可能存在质量。具体来说,性质所依赖（或者也称为依附）的是 BFO 自在常体。性质可以依附于一个自在常体中——如玻璃管的形状这一性质;或者也可能依附于多个自在常体中——如作为*兄弟姐妹*的性质或*竞争的*性质可能依附于约翰和玛丽;而愤怒的性质可能依附于一群暴徒。

　　性质还可能依赖于其他类型的实体,比如人体心脏的性质,*某种速率的跳动*,不仅仅依赖于心脏,而且还依赖于心脏所参与的心跳过程。

　　我们制定定义时,通常将物体及其部分的性质称为种差（differentiae）。为什么太阳被归类为恒星? 因为它与其他已被确定为恒星的天体具有某些共同的性质,如自发光、等离子体、大小、质量及一定范围内的温度等。

BFO 中的性质可以按照概括程度来排列,如:

性质

    颜色

        红色

            深红色

                RGB990033 暗红色

或

    体温

        升高的体温

            在 37.6～38℃范围内的体温

            37.8℃的体温

注意,依附于某人的 37.8℃体温,并不蕴含此人所有身体部位的体温都是 37.8℃。相反,身体不同部位可以检测到不同温度的性质,而"37.8℃"只表征了这些性质的平均值。

在哲学文献中,把相对更普遍的性质称为"可确定物(determinables)",而对应的更具体的性质则称为"确定物(determinates)"。通常,可确定性质(如质量)往往是自在常体的所必备的(例如,你不能没有*质量*而存在)。确定性质——例如 *70kg 的质量*——只能碰巧拥有。红鼻子不一定是红的,但它一定是有颜色的。我们可以将必要的或本质的可确定性质,视为其持有者体系结构的常量,而这些确定性质则随时间而变化。例如,你总是会有体温,但是体温的数值则会随着时间而改变。

BFO:相关性质

相关性质具有多个自在常体作为其持有者。例子有:婚姻状态,爱,为人父母,等等,所有这些都存在于两个人之间。从 BFO 的视角来看,既有相关性质共相的婚约(可能是社会领域本体中的一个实体),也有存在于(并特定依赖于)约翰和玛丽、比尔和萨利等之间的、该共相的特定实例。

有实例的关系和无实例的关系

和 BFO 的*相关性质*不同,诸如是 ... 的实例(**instance_of**)或是 ... 的部分(**part_of**)(将在第 7 章详细讨论)等关系,谈论其实例是没有意义的。它们本身并不是实体。如果玛丽是人类,那么就不需要额外的实体——例如,不需要能例示该关系的实例——来实现这一点。类似地,如果玛丽的心脏是 ... 的部分玛丽成立,对于玛丽的心脏和玛丽这两者,不需要额外的实体就能使得该关系成立。BFO出于实用的原因采用了这种关系观点(例如,我们没有关于部分关系不同实例的数据)。

正如BFO设想的[5],内部关系,如比较级(*高于、大于、重于*),其本身并非实体。如果约翰高于玛丽,那么这完全是根据约翰和玛丽各自的身高性质来计算得到的,并且基于这样的事实:即每一个身高数值都例示某一确定身高共相,且所有这些共相形成了某种线性排序(我们应注意此处"事实"并非技术术语,因此也不是BFO意义上的另一个实体)。

BFO:可实现实体

与性质一样,*可实现实体*(*realizable entity*)是*依附于*一个或多个自在常体中的特定他在*常体*。可实现实体在(依附于)持有者中,就像性质在其持有者中的方式一样。然而,与性质不同的是,可实现实体只有通过某特有的实现过程才展现出来。

因此*可实现实体*被定义为:至少有一个自在常体作为其持有者的,且其实例可在其持有者所参与的、特定相关类型的、关联的过程中被实现(表现、实施、执行)的特定他在常体。

*可实现实体*的例子包括:医生的角色,生殖器官的功能,一份血液聚集的倾向,金属导电的倾向等。上面例子中每种类型的实体都和某些对应的过程实体相关联,并在其中得以实现(执行、表现、实施)。举例来说,医生的角色是在检查或治疗患者过程中实现的,生殖器官的功能则是在交配或人工授精过程中实现的。

可实现实体是这样一类实体,其实例的存在期间包含实施期(periods of actualization),在该实施期间,它们通过有其持有者参与的过程表现出来。但是这些实例也可能展现出休眠期(periods of dormancy),此时它们依附于持有者但并没有表现出来——例如,对一些标记为潜伏期的疾病,由于持有者在休眠状态而使得很多角色没有得以实现。一些可实现实体的实现过程,会持续其持有者存在的所有时间,如哺乳动物的心脏和肺的持续运转;而其他一些可实现实体则几乎很难被实现,如精子是将男性的基因输送到女性卵子的功能持有者,但该功能实体*只有*某些(重要的少数)实例确实包含了实施期。

我们看到,某种动物由于具有某些性质(有脊椎的,恒温的)而被归类为哺乳动物;但是有些哺乳动物的特性(characteristics)涉及的并非性质而是可实现实体。例如,(雌性)哺乳动物具有能够产下幼崽和哺乳的特征,即使在某些特殊情况下这些倾向并未得到实现。一些可实现实体,如精子穿透卵子的功能,在其整个生命周期中只能表现一次。其他的,如内燃机中火花塞的功能,则可以反复不断地表现出来。

BFO 区分了*可实现实体*的两种主要类型:*角色*和*倾向*;以及*倾向*的一种子类型:*功能*。其他可实现实体的子类型,如*能力*(*capability*)和*趋势*(*tendency*),则在相关本体文献中进行了区分[6]。

BFO:角色

角色(*role*)是一种外部决定性(externally grounded)的*可实现实体*,也就是说,它是一种由于某些外部环境的原因而被其持有者所拥有的可实现的实体(例如,持有者被某些人赋予了角色,而这些人的角色也决定了他们所被赋予的某些特定职权)。因此,角色总是非强制的(optional);持有者(bearer)不必总是处于与此角色相关的给定外部环境中。

*角色*的每个实例都是可实现实体,满足:① 它存在是因为持有者处于特定的物理、社会或制度环境中,且这些环境对于持有者来说是非必需的(即非强制性);② 以下事实对角色来说并不成立:如果可实现实体不再存在,那么其持有者的物理构造也会因此改变(外部基础)。

角色是可实现实体,它的表现会带来某种结果或结局。该结果对于持有者的本质而言不是必须的。例如,吉姆是个护士对其本质而言不重要,又如玛丽是一个破产者还是男爵夫人又或是保镖,对其本质而言也不重要。但吉姆和玛丽具有这些角色,是因为他们处于某些相关类型的自然、社会或制度环境中。角色即便在其持有者的物理构造不发生改变的情况下,也可能消亡。实体具有角色,并非因为其本身,而是因为在外部发生或存在的某物。

更多的例子包括:某化合物的实例在实验中充当分析物角色、一份青霉素作为药物的角色,以及石头作为界标的角色。

正如我们将看到的,角色和称为功能的另一种可实现实体是有区别的。例如心脏有泵血的功能,但是在特定的情况下,同一颗心脏可能扮演的是狮子的晚餐的角色或者博物馆展览中塑化陈列品的角色。一份水本身不具有任何功能,但它确实能扮演不同的角色,如在氢电实验中,在洗衣服过程中,或在帮助种子萌发的过程中。许多重要类型的角色都涉及社会归属。例如一个人可以是律师或是患者的代理人,但对于他来说做律师或代理人都不是必须的。

注意,这里的角色是本体论基础上的。"律师角色""代理角色""护士角色"等,都指 BFO 术语中的共相。而"律师""代理""护士"只是指称定义类。如果一个人具有律师的头衔,那么我们可以有两种方式来指称这个人:作为人或律师。后一种用法可定义如下:

律师(x)= 定义:*人*(x)且对于某些y(*律师角色*(y)且x**具有角色**y)

此定义可作为许多角色相关的定义类的模板。

一旦定义了律师这个类,就能在基于 BFO 的本体中使用,它的很多使用方式和该本体中使用术语表征共相的方式一样,如断言:律师*是一种*(*is_a*)人。

BFO:*角色*是特定他在常体的实例。角色存在的前提是某特定自在常体作为其持有者。在这个意义上,角色和性质一样,是不能从一个持有者迁移到另一个的。然而,"角色"这个术语可以在不同意义的语境下使用,如 Jane 是该研究所的第七任主任,或 Joe 是第 3 个在某剧中扮演某特殊角色的人。这个意义上的"角色"指称的是 BFO 中所谓的普遍他在常体。

BFO:倾向

研究人员可能会经常作出类似以下的声明:

* 元素 X 具有衰变成元素 Y 的倾向,
* 细胞壁在胞吐作用和胞吞作用中有过滤化学物质的倾向,
* 某些特定人群具有患结肠癌的倾向,
* 孩子天生就倾向于用某种方式对物体进行分类。

所有这些都是 BFO 意义上的倾向的例子。*倾向*(*disposition*)是基于——例如通过适当的触发器——在该倾向所依附的自在常体中发生(或可以发生或可能发生)的某种特定过程而存在的*可实现实体*。该过程称为倾向的*实现*。该触发器所组成的物体,可能被置于某特定环境中或受到特定的外部影响,或者该触发器就是物体本身的某个内部事件。

与角色不同,*倾向*这种可实现实体,如果它停止存在,那么其持有者肯定发生了物理上的改变。倾向在这个意义上(与角色的情况不同)是强制的。如果一个实体在物理上以某种方式存在,那么它就会拥有某特定倾向,如果这种方式不存在了,那么它就会失去这种倾向。因此,倾向可以被认为是一种*内部决定性*(*internally grounded*)的可实现实体。也就是说,倾向这种可实现实体,其存在是因为作为其持有者的自在常体具有某些物理构造特征。人们可以把这里的自在常体看作是倾向的物质基础。请注意,即使所关联的倾向从未实现,该物质基础仍将存在。

倾向是在一个由弱到强的连续统(continuum)上变化的。在较弱端处的倾向,并不是触发环境合适就能实现,只在一小部分在特定情形下才会实现。例子包括:

* 血友病患者有大量异常出血的倾向,以及
* 每天抽两包烟的成年人患病死亡的年龄低于平均水平的倾向。

很明显,当我们考虑特定疾病的遗传和其他危险因素时,通常指的是较弱的倾向。

相比之下,我们可以区分出一些强烈的、*确定发生的*倾向,即只要其持有者所处环境适合相应类型倾向,该倾向就能可靠地实行。例子包括:

- 被拉伸的松紧带被释放时的收缩倾向,
- 被每秒 100 英尺速度移动的大锤敲击的玻璃板破裂的倾向,
- 二倍体细胞在减数分裂后变成单倍体的倾向,及
- 磁铁吸引铁屑的倾向。

BFO 本体引入倾向,能有效处理现实中涉及可能性或潜力的那些方面,而不需要求助于复杂的模态逻辑(modal logics)或可能世界(possible worlds)。同时,对倾向的本体论承诺本身也面临如何处理倾向个体化(individuated)的问题。如果约翰有挠鼻子的倾向,那么在他*清醒时*或*在玛丽面前*亦或*在月圆夜*是否也有该倾向? 换句话说,该如何对倾向进行计数? 如何区分一个倾向与另一个倾向? BFO 回答这类问题的方法是高度实用的。 BFO 的构建目的是用来注释科学实验数据的。BFO 本身并不提供倾向的专业分类表;它本身并不规定哪类倾向存在,或它们是如何被个体化。相反,它将这一任务留给了特定的科学。科研工作者在每个阶段都有某个有限的术语库以供使用,其中的这些术语用于表征显著的倾向,而正是这些不断改进的术语库将作为遵循BFO 理念构建本体的起点。科学实践并没有降低倾向的划分方式的多样性,也没解决所有关于如何识别倾向及个体化的问题,但它确实解决了一个实际问题,即为我们提供了一种手段来表征所有特定领域内的倾向,那些倾向对科学进步意义重大。

BFO:功能

功能(*function*)是一种特殊的倾向[7]。这类可实现实体的实现是其持有者的端定向(end-directed)活动,其发生的原因是:(a)该持有者是特定种类的,且(b)该持有者在被制作或被选择的这类情境下,或者本身就是该情境。因此,功能是基于持有者的物理构造而存在的一种倾向,而持有者的这种物理构造所形成的原因,要么是通过自然选择(在生物学实体的情况下),要么通过有意的设计(在人为的情况下)[8]。粗略来说,所讨论实体的形成是为了执行某种特定的活动,即所谓的"发挥功能(functioning)"。例子包括:

- 唾液中的淀粉酶将淀粉分解成糖的功能
- 精子穿透卵子的功能
- 锤子钉入钉子的功能

- 笔的书写功能
- 心脏起搏器通过电来调节心脏跳动的功能

每个功能都有一个具有特定物理构造的持有者。例如,生物类型的持有者通过进化获得某种功能(如下丘脑分泌激素);工件类型的持有者则被设计或制造成具有某种功能(如锥形烧瓶被设计为可以盛装液体)。

眼睛具有看的功能或螺丝刀具有紧固螺钉功能,这些都不是偶然或随机产生的。而眼睛和螺丝刀之所以存在,是因为它们可以执行这些功能。功能对这些实体来说是不可或缺的,因为这些实体已经进化或被制作成所需的物理构造,其目的就是执行或实现这些功能。物理构造决定了你的心脏的功能是泵送血液而不是产生砰砰声——后者只是你心脏发挥功能时的副产品。

因此,和倾向类似,功能也是内部决定性的可实现实体,即:功能如果不再存在,那么其持有者肯定发生了物理改变。例如肺或阁楼风扇不起作用了,则表明这些东西的物理构造已经发生了改变。对肺而言可能因为癌变,而阁楼风扇则也许是排气滤网生锈了[9]。

BFO:特定他在常体的总结

BFO 所识别的不同种类的特定他在常体的例子有:
- 这个负电荷是该磷酸根离子的*性质*
- 这个附着力是这个烧瓶中的水的*性质*
- 约翰欠苏珊的债务是一个存在于约翰和苏珊之间的*相关性质(relational quality)*
- 为包含它的生物体解毒是这个肝脏的*功能*
- 生产糖原是这个内质网的*功能*
- 这个细菌在这场霍乱中有病原体的*角色*
- 这个人在这个临床试验中有受试者*角色*
- 这条响尾蛇在受到威胁时有攻击的*倾向*
- 这种竹手架的结构有抗旋风的*倾向*

在基于 BFO 构建的基础医学本体(Ontology for General Medical Science, OGMS)中,BFO 本体的"倾向"为疾病的处理提供了基础[10]。例如,某人患有流感,是指他或她有某种通过急性炎症、虚弱、眩晕和发烧等实现的复杂倾向。一个人也可能有患某种疾病的*先兆倾向(predisposition)*,而实际上并不患有这种疾病。例如,许多人都有患结肠癌的先兆倾向;我们可能在一生中都有这种先兆倾向,而却并没有患上结肠癌。在这个例子里面,我们有(现在已有的)倾向获得以后有的另一个倾向。类似的方式,每个健康的成年人都有行走的倾向。

胎儿有走路的先兆倾向；也就是说，他有倾向获得在生命稍后阶段走路的倾向。

可实现他在常体间的互反依赖

考虑丈夫和妻子，或医生和患者的情况。这里涉及成对的互反依赖（reciprocal dependence）的角色，即在每一对互反角色中，其中一个角色实现的前提是另外一个角色也要实现。我们在工件领域也遇见过类似的互反依赖功能对。以钥匙及其对应的锁为例，钥匙具有打开锁的倾向，同时锁也具有被对应的钥匙打开的倾向。这两个倾向都在被称为开锁的同一过程中表现。这些互为补充的倾向的基础是：钥匙在旋转时传递转矩的倾向，锁被解锁时松开的倾向，以及提供这些倾向的锁和钥匙的材料和形状性质之间的关系（钥匙必须适合锁并且必须具有足够的硬度以能够传递扭矩到锁杆）。

互反依赖功能对在整个自然界到处可见。例如，精子和卵子的情况。在这里，生物功能以相互补充相互依赖的方式实现进化。其中一方主要功能的实现的前提是另一方的主要功能也要得到实现[11]。

BFO：普遍他在常体

如果说一个实体*特定依赖*于另一个实体，也就是说后者是前者存在的必要的前提。因此，BFO 的特定他在常体受到所谓的非迁移公理（axiom of nonmigration）的约束：它们不能从一个持有者迁移到另一个持有者。然而，一些他在常体看起来可以发生这种迁移，例如，当你将一个 pdf 文档从一台电脑复制到另外一个电脑时。显然，pdf 文件是*依赖*于某持有者的；pdf 文件要存在，它必须保存到某种物理存储设备上。但是同样显然的是，pdf 文件也确实可以从一个存储设备移动到另外一个存储设备上。相同的 pdf 文件可以保存到多个存储设备上，也就是说其数值上等同的信息实体可以存在多个副本。

为能处理这类现象，BFO 引入了*普遍他在常体*（generically dependent *continuant*）这个范畴，定义为：依赖于一个或多个自在常体作为其持有者的一种常体。更正式的定义如下：

a 普遍依赖于 *b* = 定义：*a* 存在且 *b* 存在，且：对于某类型 *B*，*b* 是 *B* 的实例并且必满足（如果 *a* 存在则某 *B* 存在）

然后，我们在此基础上定义了普遍他在常体：

a 是一个普遍他在常体 = 定义：存在某 *b* 满足 *a* 普遍依赖于 *b*。

如果 *A* 是普遍他在常体的子类型的话，则 *A* 的每一个实例都需要某些自在常体的子类型 *B* 的实例，其中作为持有者的 *B* 的（一个或多个）实例可以不时地发生改变。

在信息工件和生物序列(biological sequences)的领域中,分别都有大量关于这类实体的例子。尽管 BFO 本身不包含诸如"信息工件"或"DNA 序列"之类的术语,但是在信息工件本体(Information Artifact Ontology, IAO)[12]和生物序列本体(Sequence Ontology, SO)[13]中能找到类似的术语,这两个本体都符合 BFO 架构。

我们可以直观地将普遍他在常体看作由作者或设计者创造或者通过进化过程(在 DNA 序列的情况下)形成的一类复杂的常体模式。因此,普遍他在常体包括可口可乐商标、你的签名模式,六十四黑白交替方块的正方形排列。每个这样的模式,只有在对应的某个特定他在常体上被*具体化*(concretized)了才能存在——这个可口可乐瓶签上的红色和白色的图案模式;这张刚刚签过名的纸上的墨水印记模式;这个棋盘上的黑白方格的模式。

这样的模式可能非常复杂。《鲁滨逊漂流记》的字符和相关间距的模式,通过墨迹的模式在该小说的这本(或那本)特定*副本*中具体化了。普遍他在常体可以用多种方式具体化;人可以在头脑中具化一本小说[14]。人可以通过在计算机中安装来实现软件的具体化。人可以通过阅读来具体化食谱书中的蛋糕食谱,而且你的具体化也可以作为制定某项计划的过程的起点,这个计划在人头脑中作为一个可实现的他在常体而存在,并且在你烘焙蛋糕时实现。

普遍他在常体可以在核酸和其他生物序列领域中找到。其他的普遍他在常体则是人类所创建的信息实体。例如,数据库中的数据是位于特定来源的某些介质(如硬盘驱动器)上一些模式。数据库本身是这些模式的集合。而你创建数据库时,实际上是创建了普遍他在常体类型的*数据库*的一个特殊实体(BFO 称为"实例")。这将在硬盘驱动器中具体化(concretize)为某种复杂的 [磁激发的(magnetic excitation)] 性质——一个特定他在常体。类似地,数据库中的每个条目都是普遍他在常体类型的*数据*的实例,它作为整个数据库具体化的整体性质的某个特定部分性质,在你的硬盘内具体化。

数据库、小说、戏剧剧本、乐谱及其他信息实体,在某些方面与其他创制的工件(如绘画或雕塑)类似。与后者的不同之处在于,它们一旦被创建就可以存在于许多具有同等价值的副本中。小说《鲁滨逊漂流记》是小说类型的一个实例,每个打印副本都是*书*这个类型的一个实例。小说《鲁滨逊漂流记》是普遍他在常体的一个实例,是一种*抽象的模式*,可以通过打印一个个副本的行为来完成具体化。在这些所有的副本中都依附着特定的复杂性质(装订纸张和打印机油墨点的某特定性质),并且每个这样复杂的性质其实都是对笛福(Defoe)的小说这一普遍他在常体的具体化。

以这种方式,我们可以真正地确定只有一个《鲁滨逊漂流记》这一事实,无论再打印多少副本这一事实都不会改变。

就像对于贝多芬的《第九交响曲》那样的音乐作品来说,也是一个特定的抽象模式,是普遍他在常体交响曲类型的一个实例。交响曲类型本身是*音乐作品*的一个子类型,它的具体化可以通过打印的乐谱中特定依赖性的墨迹模式完成,或者通过 CD 盘中的特定依赖性的凹槽完成。在作为音乐表演类型实例的那些空气振动行体模式中,交响乐得以*实现*(表现 / 表演)。乐谱本身就是普遍他在常体类型的*计划规范*(plan specification)的一个实例,当乐队阅读和理解乐谱时,它就会在指挥及管弦乐队成员的头脑中具体化。这使得他们能够创造(并在他们表演时实现)一个复杂的、存在于多个人头脑中的可实现他在常体(以略微不同但相互兼容的形式)类型的计划;当指挥和管弦乐队共同合作来产生前面提到的空气震动模式时,该计划得以实现。

类似地,当研究团队决定按照已发布的方案执行实验时,该方案本身就是普遍他在常体的*计划规范*类型的一个实例。研究小组的组长通过阅读该协议,在脑海中将它具体化为一个复杂的性质,并在此基础上创建了实验执行计划这一特定他可实现常体。同时他创建了一系列子协议,即各团队成员的计划规范,这些规范被他们具体化为执行相应部分实验的计划。而实验本身就是这些计划的同步实现。

BFO:非物质实体

在介绍了 BFO 特定他在实体和普遍他在实体之后,我们现在要介绍 BFO 另一个主要子类——*非物质实体*(immaterial entity),其定义为不包含任何物质实体作为其部分的自在常体。"非物质实体"乍一听起来与直觉相悖。然而,通过对具体例子的考量表明,现实中确实存在这种实体,其本身虽然不是物质的,但对我们认识和操纵物质的东西同样十分重要。在解剖领域中就能找到一个很好的例子,如器官和组织的边界的重要性,丝毫不亚于它们所界定的实体。Rosse 和 Mejino 提供了在解剖学基础模型(foundational model of anatomy,FMA)本体纳入非物质实体(如表面、线和点)术语的理论基础:"尽管解剖学的文本和具有解剖内容的医学术语集,仅粗略(如果有的话)涉及解剖表面、线和点,但为了描述物理解剖实体和空间的边界及邻接关系,仍然需要在 FMA 中明确和全面地表征这些实体。"[15]

非物质实体主要分为两大类:

1.*边界和位域*,它们界定物质实体或相对于*物质实体*而划分界限,可随其宿主的移动或形状或大小的变化而改变其位置、形状和大小 [例如,你的腰、(与地球一起旋转移动的)威尔士边界;你的鼻腔通道、船舶的货舱];

2.*空间域*,独立于物质实体而存在,因此不会发生改变。

在 1 中列出的非物质实体,在某些情况下是其物质宿主的**常体部分**。例如,船舶的货舱是船舶的一部分;货舱本身也可具有部分,这些部分也可有名称(如被船舶装载规划师、海关稽查员、走私犯等使用)。非物质实体可以是零、一、二或三维的。

位域(site),例如船上餐厅的厨房,和物质实体类似,具有 3 个维度且可在空间上移动。此时,它们依次连续地占据不同的空间域。一个位域可以移动穿过另一个位域,例如,铁路车厢的内部可以通过勃朗峰公路隧道移动。相比之下,空间域无法彼此穿行,因为空间域本身从不移动(更确切地说,根据定义,它们相对于参照系是静止的,这点后面将会讨论)。

BFO:常体名义边界(包括零维、一维和二维常体名义边界)

*常体名义边界(continuant fiat boundary)*是零维、一维或二维的且不包含空间域作为其部分的非物质实体。直观地,*常体名义边界*是某种物质实体的边界,它精确地存在于物体与其周边的相遇的地方。对于比分子更大的 BFO:*物体*来说,*名义物体边界*是其最大连接的二维表面,例如地球表面,或细胞膜表面。然而,名义边界也可以是诸如位域的非物质实体的边界(例如,仅允许军用飞机飞行的一份空域的边界)。

在最简单的如岩石或棒球的情况下,或者在更复杂的如甜甜圈、结婚戒指或鸟笼等情况下,确定其对应的物体边界在哪里并不困难。然而,在诸如哺乳动物、建筑物和冰箱之类的隔室化物体的情况下,我们会面临选择将物体的隔室(内孔)作为对象的部分还是作为一个*孔*。以你的消化道为例。从一个角度看,你的身体在拓扑结构上类似于甜甜圈;而你的消化道是一个贯穿中间的洞。然而,FMA(事实上是标准的人体解剖学本体)所支持的观点来看,消化道不是一个*洞*,而是有机体的一部分——只不过不是由物质构成的部分。类似地,冷冻室的内部也不是一个*洞*,而是冰箱的一部分。无论我们采取哪种选择,都将决定什么是所讨论物体的"外"边界,即物体的形状。

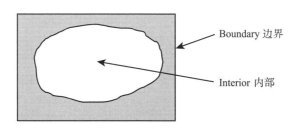

图 5.3 一块被腐蚀酸朝着边界向外侵蚀的大理石

注意,前面假定的"边界"的意义是没有物质部分的边界。在任何情况下,具有物体部分的实体在空间上都是三维的。而我们所设想的常体边界总是具有较低的空间维度。

考虑一块矩形大理石块。该石块的表面是二维边界,其边缘为一维边界,而它的角则为零维边界。所有的这些边界都依赖于长方体,但是在"依赖"的意义上——这里我们可称之为"边界依赖"——与上文处理特定他在常体和普遍他在常体时所采用的意义不同。简而言之,物体 b 的边界 a 边界依赖于该物体的充要条件是:必须使得它存在的前提是 b 存在或 a 作为 b 的某部分存在。要了解这里所存在的争议,想象一下大理石块内有某个胶囊含有腐蚀性极强的酸,它正在从内部逐渐地侵蚀大理石(图5.3)。随着大理石逐渐被破坏,其边界起初不受影响。而且,只要有一点包含边界的石块部分剩余,边界都将继续存在。由于该剩余部分可以任意薄,所以在某种意义上,边界本身的厚度可以为零。

从前面的讨论中可以清楚地看出,此处"边界"的意义——与数学意义接近——但不同于当我们将皮肤或黏膜称为生物体或细胞的边界时所涉及的意义。后面那种意义上为物质边界——是具有厚度的边界——是其本身也具有的边界(在任一侧上)的边界[16]。

常体名义边界具有不同的维度。二维常体名义边界(表面)是一个自连接的平面,其位置是相对于某物质实体定义的。这种类型的边界实例包括常体物体的表面,它将该对象与其环境的其余部分分割开,例如刚才讨论的示例中的大理石块的边界。一维常体名义边界是一个连续的名义上的线,其位置是相对于某物质实体定义的;例如,格林尼治子午线、赤道和地缘政治边界国家和地区。最后,一个零维常体名义边界是一个名义上的点,它的位置是相对于某物质实体定义的。示例包括北极和空间坐标系的原点。

边界和粒度

既然西红柿、大理石、起居室的桌子等的外边界,都不依赖于决定或认知主体所作的边界划分而存在,为什么 BFO 将物体边界称为名义(fiat)的呢?这个问题的答案引入 BFO 对粒度现象处理这一主题。

如果我们用一个强大的显微镜来检查桌子的表面,会发现那儿根本没有边界,无论是刚刚所区分的数学意义上或薄厚意义上的。更确切地说,在我们使用裸眼时,在我们喜欢称其为桌子表面的附近,有(类似)一团正在高速振荡的微粒。物理学家 Eddington 在他的一篇名为《我的两张桌子》(My Two Tables)的著名文章中,明确地捍卫了一种观点:没有(中等大小的)物体的边界,也就没有相应的(中等大小的)物体可以界定。正如 Eddington 所见,第一张桌子是由木头制成的普通固体的桌子;第二张桌子则是他所说的"科学的桌子":"我的科学的桌子几乎是空空如也的。虚空中散布着大量的电荷,它们以极快的速度飞来飞去,但它们的体积总和还不到桌子本身体积的十亿分之一。(科学的桌子)和第一张桌子一样令人满意地支撑着我的稿纸。当我把纸放在上面时,微小的电粒子极快地持续撞击下面,使纸保持在几乎稳定的水平上[17]。

Edddington 在这里表达了我们在第 3 章中否定的还原论观点(特别是在十全主义那一节)。对他来说,只有科学的桌子是存在的;第一张桌子对他来说就像是一部实用的小说。然而,从 BFO 所捍卫的十全主义观点来看,否认这两张桌子具有相同程度的真实性是错误的,因为这两张桌子实际上是同一个对象——这不过是在不同的粒度级别上审视它们的结果。两张桌子具有相同的真实程度,例如,多伦多市的大比例尺地图和小比例尺地图(前者显示的是单条街道和房屋的级别,后者仅显示主要公路和邻里分区)。

桌子和西红柿的名义物体边界之所以存在,是因为桌子和西红柿存在,而且当从中等尺度对象粒度的视角来看这些对象时就可以看到了。当我们基于常识来所讨论对象的内部和外部进行区分时,所(隐式或显式地)指称的就是名义物体边界。当我们使用地图来确定房地产的某个地块的内部和外部有什么东西时,类似的事情也发生着。这并不意味着,那些希望接受还原论观点的人,不能使用 BFO 来支持他们构建本体。希望遵循 Eddington 的还原论者可以简单地忽略(不使用)BFO 中与更高粒度级别边界有关的那些部分。然而,对于 BFO 的大多数用户,尤其是生物学和健康科学领域的 BFO 的用户,十全主义的框架能精确地为他们提供所需资源,使他们能够以本体论方式来处理所收集的、与这两种不同意义上的边界有关的数据。从 FMA 中包含大量表面边界(除了表面层之外)术语来看,这一点是显而易见的。在诸如感知心理学等领域,表面边界的表征也是重要的,例如在视觉实验中收集有关表面颜色和不同形状和纹理的感知表面的数据。

这个问题涉及科学研究、临床实践、工程、管理及其他实践学科中的粒度的区别。不同的科学专业在不同的粒度级别上探索相同的现实领域。同样一个东西,在某个粒度级别上被认为是物体,而对在另一个粒度级别上工作的科学家来说则可能表现为物体集。将 BFO 描述为"十全主义"的本体,是指它旨在支持科学家和工程师在多个尺度和聚集级别上的工作,从而也支持对多个级别相关数据的整合。不同的 BFO 用户可用不同的方式来解决这种整合的问题。有些人可能会忽略这个问题,因为他们只专注于单一粒度级别。其他人则可能需要基于所讨论粒度级别的明确参考(explicit reference),来注释每个 BFO 的物质实体类型。目前正在进行 BFO 2.0 的扩展工作,其中将会包含用于这种明确参考的内容[18]。

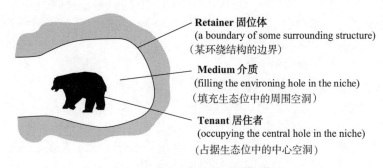

Retainer 固位体
(a boundary of some surrounding structure)
（某环绕结构的边界）

Medium 介质
(filling the environing hole in the niche)
（填充生态位中的周围空洞）

Tenant 居住者
(occupying the central hole in the niche)
（占据生态位中的中心空洞）

图 5.4　包含一只熊的一个位域

来源：Barry Smith and Achille Varzi, "Surrounding Space: The Ontology of Organism-Environment Relations," *Theory in Biosciences* 121（2002）：139–162.

BFO：位域

从直观上说，*位域（site）*是物体中包含或者能包含（如空气分子、水分子、熊等）的非物质实体（见图 5.4）。

位域的存在是因为有与其定义相关的物质实体，该物质实体提供了诸如地板、墙壁和天花板等，形成位域的*固位器（retainer）*从而产生的包容（containment）。因此，由于该物理上的固位器，每个位域都具有特有的空间形状（characteristic spatial shape）。但位域本身，虽然是因为这种固位器而存在，但却不包含固位器作为其一部分。更确切地说，位域是固位器所包含的*孔*。现在可以将 BFO：*位域*定义如下：

位域＝定义：是三维*非物质实体*，满足：①由*物质实体*所（部分或全部）界定，或满足②其本身就是满足①的实体的三维非物质实体部分。

例子包括你的鼻腔、你的静脉（血液流过的空腔）、苏伊士运河（沟渠）、你的胃肠道的内腔、你的主动脉内部、你的办公室内部、你的汽车后备箱、圣马可广场、袋鼠袋、你鞋子的内部、你的眼窝、飞利浦螺钉的十字槽。

所有这些例子都处于普通人类可感知的粒度级别。蛋白质本体联盟（Protein Ontology Consortium）正在开发一个子本体，来表征作为翻译后修饰位置的氨基酸位点（amino acid sites）[19]。我们留下了一个问题，即在其他的粒度级别是否也存在"BFO：*位域*"。例如，黑洞是不是 BFO：*位域*？需要基于 BFO 在相应领域实施的效应，从经验上来解决这些问题。

每个位域在任何给定时刻都会与某个空间域重合。但是，该位域与它重合的空间域并不是*同一的*,因为位域在本体上是依赖于固位器的,而空间域不是。对于可移动的位域(例如船舶货舱),当其固位器(船舶)移动时,所讨论的位域将不断穿过多个连续的空间域。尽管在任何给定时刻,货舱将与某个空间域是共延展的(co-extensive),但它与该空间域并不*同一*,因为当船和(船的内壁用作其固位器的)位域移动并占据新的空间域之后,货舱仍保持原样。空间域不能移动,但是移动发生在空间域内部并穿过空间域。

位域通常与某些介质相关联,例如由其固位器部分地或完全地封闭的空气体(body of air)。因此,鼻腔是由内膜的外部边界和鼻子的部分形成的位域,并为该位域提供特有的空间形状。该位域是一系列氧气分子和鼻腔菌群的容器。同样,颅骨是一个包含颅骨腔、大脑和脑脊液的位域,其中脑脊液完全填满了由颅骨壁和大脑所包围的腔。

BFO:空间域(包括零维、一维、二维和三维空间域)

空间域(spatial region)是空间的某部分(我们指的是:最大的或总的空间或者说是整个空间的某部分)。常体物质和非物质实体都占据空间域;过程也发生在空间中。当物体从一个位置移动到另一个位置时,它在不同时间占据一系列不同的三维空间域。然而,正如我们从相对论所知道的,空间域必须相对于某个参照系来定义才会存在,这是我们在下一节中要讨论的问题。

BFO 识别了 4 种不同的空间域,即三维、二维、一维和零维空间域。就像从本体实在论的观点来看,存在物体(像你和我这样的自在常体),所以也存在这些物体所占据的三维空间域。就像 BFO 一样,存在物体的表面(例如,人身体的二维外部名义边界),所以也存在这些边界所占据二维空间域及作为这些边界的边界的零维和一维空间域。

因此,BFO 包含两个层级的常体——一个层级是*空间域*,另一个层级则是(具有各自的边界的)*物质实体和位域*;前者为后者提供空间上的容器。这种两层级处理方法在空间推理文献中很常见[20]。

BFO 是一个容忍边界(boundary-tolerant)的本体[21]。它包含了零维、一维、二维和三维(分别为点、线、面和体)的空间域术语,以及占据相应空间域的物体、名义物体边界和位域术语(我们将看到,BFO 在时间实体的处理方面也采用了类似的两层级理论)。识别物体的两个层级及其所占区域的基本原理,启发了通过对象的部分-整体结构来反映相应空间域的部分-整体结构的方法。在将物体分解为其组成部分的过程中,我们还将物体所占据的空间域分解为在任何给定时间由这些部分所占据的空间域。如果物体的两个部分彼此连接,那么对应的空间域也如此(并且这是真正独立于我们所使用的、用于确定空间域标识符的参照系）。

在将位域引入 BFO 的过程中，除了空间域以外，BFO 还承认两个不同的、涉及自在常体的位置关系：

1. **包容**（containment），自在常体和包含它的位域之间的关系（例如，雏鸡和鸡蛋内部之间，或一群饮酒者和酒馆内部之间）；

2. **位置**（location），任何自在常体和对应的空间域之间，从而每个自在常体在任何给定时间与其所在的空间域产生了关联。

自在常体可以具有许多性质（例如形状、大小、质量、密度、反射率、电荷等），且与其他多个实体存在多种不同的关系，并且很多可实现他在常体依附于这些实体。

相比之下，空间域是一种特殊的（"抽象"）的常体。感觉它们好像有形状和大小的性质，但在这里，基础的 BFO 关系是空间域实例和对应的空间域共相之间的例示关系。空间域可以被认为具有尺寸 m 的性质，*因为它们例示了具有尺寸 m 的共相空间域*[22]。相应的性质即为定义性质（defined qualities），作为 BFO 框架中定义类的一个特殊的子族。

空间域不依附于任何其他实体中；而且它们是惰性的，即没有任何可实现的东西依附于其中。因此，空间域是 BFO 中独特的实体。它们是完全意义上的实体；然而，它们既不是那种（其位置由它们提供的）物质实体，也不像性质或可实现实体那样依赖于这种具体的物质实体。

如我们所看到的，虽然一些可确定的性质——例如*质量*——是自在常体的所必备的；而诸如 *70kg 的体重*，是所对应的更低普遍性的性质，只能偶然存在。相比之下，当涉及空间域的性质和关系时，在所有尺度上所有这些都是必备的。空间域的形状不能发生改变，否则就意味着它能被其他空间域取代而不复存在。类似地，空间域不能改变其与其他空间域的关系（例如，邻接或部分）。

BFO:空间域的 4 个子类型如下：

1.BFO:*零维域*是没有维度的空间域，也称为空间点。

2.BFO:*一维域*是具有 1 个维度的空间域，也称为空间线。

3.BFO:*二维域*是具有 2 个维度的空间域，也称为空间面。

4.BFO:*三维区域*是具有 3 个维度的空间域，也称为空间体。

空间域和参照系

如上面指出的，空间域不能被绝对地指定，而总是相对于某参照系。仍在构建中的 BFO 的后续版本，将明确纳入这样的参照系（frames of reference）。然而，对于 BFO 的大多数用户来说，狭义相对论的影响并不大。因此可以有把握地假设，他们都共享同一个欧几里得参照系——除了一些细微的差异，如原点选择或所使用的坐标。

首先，参照系可以近似地看着是具有原点和单位的坐标系。并且 BFO 的当前用户所使用的（据我们所知）的所有坐标系，都能很容易地相互转换。这是因为，只有在参照系相对彼此发生运动的情况下，坐标系之间转换才会出现严重问题。当我们都在同一个牛顿框架下有效工作时，我们所处理的是接近地球表面的物体和空间域，这样的相对运动是微不足道的。某些情况下，需要为实验方案指定坐标系—例如，使用基于某个特定森林所定义的相对坐标来观察动物行为时。当在注释中使用 BFO:空间域术语时，BFO 的用户应该明确地记录这些规范。在其他情况下坐标则由某个标准提供，例如地图上的经纬度坐标的表征。地图将所表征的陆地和海的表面（大致）划分为多个矩形的二维空间域，我们可以认为线本身表征一维空间区域，它们的交点则表征零维空间域。

由参照系所定义的空间域相对于该参照系总是相对静止的。因此，生物学家和临床科学家通常所指称的空间域（例如实验室工作台或医院病房）可以被假定是静止的——它们可视为所观察事物和事件的绝对容器——并且，所有与空间相关的测量结果，例如速度或相对距离，都能直接进行比较。

我们预计，未来 BFO 将用于支持很多不同研究的领域本体的开发，其中可能会涉及一些彼此相对不静止的参照系。例如，空间运输本体可能包括一个参照系，因为它相对于地球是运动的，所以它与生物学家使用的标准牛顿框架之间就不能直接转换。这种转换可以进行，但可能相当复杂——例如，需要将世界大地测量系统（World Geodetic System）（WGS–84）的空间域划分转换为国际天文联合会（IAU）维护的国际天际参照系统（International Celestial Reference System，ICRS）的空间域划分。

在诸如物理学的领域中，基于 BFO 的领域本体会包含某些特定的、基于所谓的非不变参照系定义的空间域表征，在这种特殊情况下就无法实现转换了。BFO 的未来版本需要提供适当的手段来支持这类领域本体的开发，并且正如我们将看到的，对于 BFO 时间域范畴也会出现类似的问题。

一个 BFO:常体分类的例子

在完成了 BFO *常体*视角的概述之后，在本章结尾，我们将简要说明如何使用 BFO 对人类心脏有关的性质、功能和倾向进行分类。

这颗人类心脏　是 ... 的实例（**instance of**）　物体，
这颗心脏的表面　是 ... 的实例　名义物体边界，

生物样本库（biobank）中的四颗心脏的这个集合　是 ... 的实例　物体集，

这根上腔静脉　是 ... 的实例　名义物体部分，

这个心脏间隔活检样本　是 ... 的实例　物质实体，

这个纵隔　是 ... 的实例　位，

这个250g质量　是 ... 的实例　性质，

这个恶化倾向　是 ... 的实例　倾向，

这个泵血倾向　是 ... 的实例　功能，

塑化陈列品的这个角色　是 ... 的实例　角色，

关于基本形式化本体的延伸阅读

基本形式化本体的网站：http://www.ifomis.org/bfoo。

第5、6章和第7章的部分内容是基于BFO2.0的规范草案撰写的，该规范包含了这些章节中所介绍的术语的形式化定义以及相关公理和定理，还包括更多的说明材料。该规范可在BFO网站上找到，并将在BFO 2.0正式发布之前定期更新。

Grenon, Pierre, and Barry Smith. "SNAP and SPAN: Towards Dynamic Spatial Ontology." Spatial Cognition and Computation 1（2004）：1–10.

Grenon, Pierre, and Barry Smith. "A Formal Theory of Substances, Qualities and Universals." In Proceedings of the International Conference on Formal Ontology and Information Systems（FOIS 2004），ed. Achille Varzi and Laure Vieu, 49–59. Amsterdam: IOS Press, 2004.

Smith, Barry, and Pierre Grenon. "The Cornucopia of Formal Ontological Relations." Dialectica 58（2004）：279–296.

Smith, Barry. "On Classifying Material Entities in Basic Formal Ontology." In Interdisciplinary Ontology（Proceedings of the Third Interdisciplinary Ontology Meeting），ed. Barry Smith, Riichiro Mizoguchi, and Sumio Nakagawa, 1–13. Tokyo: Keio University Press, 2012.

关于粒度的延伸阅读

Rector, Alan, Jeremy Rogers, and Thomas Bittner. "Granularity, Scale and Collectivity: When Size Does and Does Not Matter." Journal of Biomedical Informatics 39（3）（2006）：333–349.

Smith, Barry, and Berit Brogaard. "A Unified Theory of Truth and

Reference." Logique et Analyse 43（169–170）（2003）: 49–93.

Vogt, Lars. "Spatio-Structural Granularity of Biological Material Entities." BMC Bioinformatics 11（2010）: 289.

关于自在常体的延伸阅读

Bittner, Thomas, Maureen Donnelly, and Barry Smith. "Individuals, Universals, Collections: On the Foundational Relations of Ontology." In Formal Ontology and Information Systems: Proceedings of FOIS 2004, ed. Achille Varzi and Laure Vieu, 37–48. Amsterdam: IOS Press, 2004.

Casati, Roberto, and Achille Varzi. Holes and Other Superficialities. Cambridge, MA: MIT Press, 1994.

Simons, Peter. "Particulars in Particular Clothing: Three Trope Theories of Substance." Philosophy and Phenomenological Research 54（1994）: 553–575.

Smith, Barry. "Fiat Objects." Topoi 20（2001）: 131–148.

Smith, Barry, and Achille Varzi. "The Niche." Noûs 33（2）（1999）:198–222.

Smith, Barry, and Achille Varzi. "Fiat and Bona Fide Boundaries." Philosophy and Phenomenological Research 60（2000）: 401–420.

Smith, Barry, and Achille Varzi. "Surrounding Space: The Ontology of Organism-Environment Relations." Theory in Biosciences 121（2002）: 139–162.

Varzi, Achille. "Boundaries, Continuity, and Contact." Noûs 31（1997）: 26–58.

关于他在常体的延伸阅读

Ariew, A., R. Cummins, and M. Perlman, eds. Functions: New Essays in the Philosophy of Biology and Psychology. Oxford: Oxford University Press, 2002.

Batchelor, Colin, Janna Hastings, and Christoph Steinbeck. "Ontological Dependence, Dispositions and Institutional Reality in Chemistry." In Formal Ontology in Information Systems:Proceedings of the Sixth International Conference（FOIS 2010）, ed. Antony Galton and Riichiro Mizoguchi, 271–284. Amsterdam: IOS Press, 2010.

Bird, A. Nature's Metaphysics: Laws and Properties. Oxford: Oxford University Press, 2007.

Dipert, Randall. Artifacts, Art Works, and Agency. Philadelphia: Temple University Press, 1993.

Fine, Kit. "Ontological Dependence." Proceedings of the Aristotelian Society, New Series 95 (1995): 269–290.

Goldfain, Albert, Barry Smith, and Lindsay G. Cowell. "Dispositions and the Infectious Disease Ontology." In Formal Ontology and Information Systems (Proceedings of FOIS 2010). Amsterdam: IOS Press, 2011.

Jansen, Ludger. "The Ontology of Tendencies and Medical Information Science." The Monist 90, Special Issue on Biomedical Ontologies (2007): 534–555.

Martin, C. B. "Dispositions and Conditionals." Philosophical Quarterly 44 (1994): 1–8.

关于边界、空间域和拓扑的延伸阅读

Bittner, Thomas. "A Mereological Theory of Frames of Reference." International Journal of ArtificialIntelligence Tools 13 (1) (2004): 171–198.

Bittner, Thomas, and Maureen Donnelly. "A Temporal Mereology for Distinguishing between Integral Objects and Portions of Stuff." In Proceedings of the Twenty-Second AAAI Conference on Artificial Intelligence (AAAI), ed. R. Holte and A. Howe, 287–292. London: Elsevier, 2007.

Casati, Roberto, Barry Smith, and Achille Varzi. "Ontological Tools for Geographic Representation." In Formal Ontology in Information Systems: Proceedings of the First International Conference (FOIS 1998), ed. Nicola Guarino, 77–85. Amsterdam: IOS Press, 1998.

Casati, Roberto, and Varzi Varzi. Parts and Places: The Structures of Spatial Representation. Cambridge, MA: MIT Press, 1999.

Cohn, A. G., and J. Renz. "Qualitative Spatial Representation and Reasoning." In Handbook of Knowledge Representation, ed. F. van Harmelen, V. Lifschitz, and B. Porter, 551–596. Amsterdam: Elsevier, 2008.

Cohn, Anthony G., and Achille Varzi. "Mereotopological Connection." Journal of PhilosophicalLogic 32 (4) (2003): 357–390.

Donnelly, Maureen. "Relative Places." In Formal Ontology in Information Systems: Proceedings of the Fourth International Conference (FOIS 2004), ed. Achille Varzi and Laure Vieu, 249–260.Amsterdam: IOS Press, 2004.

Donnelly, Maureen. "A Formal Theory for Reasoning about Parthood, Connection, and Location." Artificial Intelligence 160 (2004): 145–172.

Donnelly, Maureen. "Containment Relations in Anatomical Ontologies." In

Proceedings of the AMIA Symposium, 206–210. London: Elsevier, 2005.

Galton, Anthony. Qualitative Spatial Change. Oxford: Oxford University Press, 2001.

Haemmerli, Marion, and Achille Varzi. "Adding Convexity to Mereotopology." In Formal Ontology in Information Systems, ed. Achille Varzi, 65–78. Amsterdam: IOS Press, 2014.

Smith, Barry. "Smith, Barry. "Boundaries: An Essay in Mereotopology." In The Philosophy of Roderick Chisholm, ed. Lewis Hahn, 534–561. LaSalle: Open Court, 1997.

Smith, Barry. "Mereotopology: A Theory of Parts and Boundaries." Data & Knowledge Engineering 20（1996）: 287–303.

6　基本形式化本体介绍（二）：行体

在介绍了 BFO 的*常体*之后，我们接下来将仍按照从上到下、从普遍到特殊的顺序讨论*行体*（Occurrents）范畴。BFO 中的行体这一部分用来表征在时间上发生、出现、展开或发展的实体。通常，这些实体是指变化的出现、发生或过程；它们是英语现在分词（如 runnings，swimmings，dividings，orbitings）形式所表示的本体上的对应物。

更准确地说，BFO:*行体*是在时间中展开的实体，或者是该实体在我们所认为的时间轴上的瞬时边界（例如开始或结束），或者是该实体所占据的时间域（temporal region）或时空域（spatiotemporal region）。*相应地*，行体有 4 个子类型：

BFO:*过程*（process）

BFO:*过程边界*（process boundary）

BFO:*时间域*（temporal region）

　BFO:*时空域*（spatiotemporal region）

BFO:过程

BFO:*过程*是因为在时间上发生或出现而存在的一种*行体*，它具有时间部分，并且总是依赖于某些（至少一个）*物质实体*。这里的依赖性类似于前面所述的特定他在常体与其自在常体持有者之间的关系。 BFO:*过程*的例子包括：这个有机体的生命过程、那个减数分裂过程、、这个疾病的病程、那只鸟的那次飞翔，这个细胞分裂过程、这个瀑布的这个水的奔流直下。我的头痛（即我头部的疼痛体验）是依赖于我而存在的。它不可能也是*你的*头痛。对你的痛苦，我可以感同身受，但只可能是你和我体验到了相同程度的痛苦。但是，疼痛体验本身数量上是不同的；它们是相同类型的疼痛体验的截然不同的两个实例。

过程的第一个关键特征是它们具有时间部分。约翰，作为一种物质，虽然他和他所有的部分都一起存在于他生命的每个时刻；但是，该过程（即所谓的"约翰的生命"）没有哪个时刻以一个整体而存在的。相反，该过程是随着一系列时间部分而展开（和划分）的，例如约翰的童年、青春期、成年、晚年、他生命的第一年、他生命中的第七千分钟等。这些都是约翰的生命的时间部分,且反映了约翰的生命可以按不同的方式和粒度层次来划分为不同的时间部分。

类似约翰的生命这样的过程,具有多个其他过程作为其部分。有些是约翰生命过程的时间真子部分(例如约翰童年所发生的事情的总和);也有些则是与约翰生命过程共延展的(例如:约翰所存在的生命其体温的变化过程)[1]。所有这些过程其自身的存在也在时间上延展,因此具有其自身的时间部分。

和相关性质类似,也存在相关过程。相关过程依赖于多个物质实体,并作为它们的关系项(relata)。例如,约翰向玛丽求爱,一个移动的身体撞到墙上,一场斯诺克比赛,一场爆炸的录像,一场战争。

正如我们所看到的,物体可以获得或失去某些部分的同时能保持其同一性。然而,对于过程来说,其部分的增益或损耗是必然排除在外的。这是因为,如果两个过程即使最细微部分上有所区别,它们都是不同的。例如,约翰仍然是约翰(从数值上看是同一个约翰),即使他在一次工业事故中失去了手臂;但是,失去了手臂约翰的生命过程与未失去手臂的约翰的*生命*过程(这里我们在假设可能存在另一个世界)是*不相同的*。约翰可以经历其部分和性质的很多变化而作为相同的个体(常体)而存在,但是约翰只存在唯一一个生命过程,且(独立于)取决于他是否能选择如何经历他的生命过程。

BFO:历史

BFO:*历史*是*过程*的一个重要的子类型。从 BFO 的角度来看,每个物质实体和位域都具有其独一无二的*历史*,其定义如下:

历史 = 定义:物质实体或位域所占据的*时空域*内发生的所有过程的总和

因此,历史(行体)总是某种事物(常体)的历史。关于历史,非常重要而有意思的一点是:它们是完整的。例如,在所有粒度上,约翰的历史是约翰在其整个生命进程中发生的所有过程的总和。因此,诸如约翰这样的物体的历史,不仅仅是在约翰的传记中所描述的事件的总和,它还包括中微子在他的内部穿过时的所有运动、他的血细胞的运动、他的心脏、肺及所有其他组成器官的运动等。

物质实体与其历史之间是一一对应的关系。因此,历史是非常特殊的过程。这是因为,一方面对于任何物质实体或位域有且只有一个历史;另一方面,(按 BFO:*历史*的定义)每一个历史有且只有一个物质实体或位域作为其所有者。

BFO：过程边界

BFO：*过程边界*（*process boundary*）是一种行体，它是过程的瞬时时间边界。过程边界是其所属过程的开始和结束。更确切地说，过程边界是本身不具有时间部分的时间部分（见第 7 章中定义的时间部分关系）。它是时间过程部分的极限或最小值。过程的例子包括突触的形成、快速的眼球运动（REM）睡眠的开始、手指在工业事故中的分离、在细胞分裂结束时的两个细胞的最终分开、手术开始时的切口，这些词（"形成""切口"等）的意思是指代瞬时变化而非这些变化的结果（我们将先不讨论过程边界——如物体边界——是否在本质上总是名义的，以及它们是否表现出类似于我们在常体领域中所探讨的粒度依赖性之类的问题）。

BFO：时空域

时空域（*spatiotemporal region*）是一种行体，用来表示行体之所在。时空域是时空的一部分（即指它是整个时空的一部分），并且每个时空域都是相对于某四维坐标系统参照系所定义的。就像 BFO 表征常体，将空间视为一个存在物体及其性质的容器；同样，基于行体来表征过程，则将时空看作一个类似的容器，过程在该容器中展开，而且时空域内可以标识为该容器的部分。这种时空域的例子包括某个人生命所占据的时空域、一个癌症肿瘤的发展所占据的时空域、一个细胞减数分裂的过程所占据的时空域、或一场战争所占据的时空域。

因此，在当前版本中，BFO 的行体本体论将整个时空视为一个在四维（空间三维加上时间维）上存在的整体。在这个时空中，过程具有开始、持续和结束。人们可以把每个过程看作是一个在时间上延展的连续体，像一个时空*蠕虫*一样，在一个统一的容器（即整个时空）中伸展。我们注意到，这种时空蠕虫观点与流行的四维主义观点不同，四维主义观点认为物体（如分子、人或行星）本身在时间上延展，并具有时间部分。BFO 确实也采纳了四维主义的观点，并同时整合了常体的三维主义观点，且不试图去强制调和两者。

BFO：时间域

时间域（*temporal region*）是时间（整个时间）的一部分的行体。时间域与时空域的不同之处是它只在时间维度上延展或用作时间边界。时间域是将时空域投影到时间维度上的结果。

BFO 引入时间域,为时间数据的一致性表征提供基础。由于不存在绝对时间,因此,时间域像空间域一样也需要选择某种参照系来支持其表征。因此,应鼓励 BFO 2.0 的用户明确说明其所使用的时间坐标系统,但是这就需要在当前已知的所有应用中,保证与其他用户所使用的坐标系统(即目前地球上使用的时钟和日历系统)一致或者可以相互转换。

就像过程具有时间部分一样,时间域也具有时间部分(在时间上延展),所以它也是符合 BFO 行体观点的。然而,当指称 BFO 的常体时,其实也对时间域进行了指称;例如,当我们将其用来指示(index)常体间关系(如仅在特定时间内存在的部分关系)时。

BFO:零维时间域

零维时间域(zero-dimensional temporal region)——也称为*时刻(或瞬间)*——是没有长度的时间域。对于所有的实际用途和目的,零维时间域都是指不能再分的最小的时刻,正如过程边界是过程的最小时间部分一样。零维时间域是过程边界所处的时间域。其示例包括:当下、一个手指在工业事故中脱离的时刻、一个孩子出生的时刻、某人死亡的时刻以及十九世纪之交。

BFO:一维时间域

一维时间域(one-dimensional temporal region)——也称为*时间间隔*——是在时间上延展的时间域。它具有多个时间域作为其部分,包括其多个零维时间域边界。一维时间域是过程所发生或展开的时间域。例如,时间域可以是一天中的第一个小时,或者是 19 世纪,或者是约翰生命所在的时间域,或者是第二次世界大战所占据的时间域。

一个行体分类的例子

前面对 BFO 的行体观点进行了概述,我们现在可以通过一个例子,即考虑:一位妇女在心脏病诊所接受心电图(EKG / ECG)检查时所涉及的实体如何进行分类,小试牛刀展现 BFO 分类法的威力:

- EKG 测试本身　**是 ... 的实例**　*过程*,
- 测试的开始和结束　**是 ... 的实例**　*过程边界*,
- 测试所测量的特定电活动　**是 ... 的实例**　*过程*,
- EKG 测试开始和结束的时间点　**是 ... 的实例**　*时刻*,
- 整个测试所花费的时间　**是 ... 的实例**　*时间间隔*

- 在 EKG 测试期间的任何时空切片,例如输出图上所表征的,是 ... 的实例 *时空瞬间*(spatiotemporal instant)

使用 BFO 对共相进行分类

正如我们在第 5 章开头所指出的,由 BFO 常体和行体观点所确认的范畴和关系,可以用来探讨共相和殊相。根据我们的定义,本体是一种表征性工件,其表征单元用于表征现实世界中的共相及共相间的关系;然而,只有通过考察在现实世界中所观察到的特殊实例(如在科学实验背景下),才能了解存在什么共相和关系。而且,不仅领域本体是对共相(以及扩展其特殊实例的)的表征,诸如 BFO 的形式化本体也是如此。因此,与其他 BFO 的范畴一样,*时间域*在现实世界中也是具有实例的,例如现在开始的这个五分钟间隔,以及至昨天午夜结束的那个五年时间间隔。连你自己也是 BFO:物体的一个实例。基于 BFO 的观点,当给定某个当前科学认可的现实存在的共相——即它拥有实例,那么我们需要问的第一个问题就是这些实例是*常体*还是*行体*。如果所讨论的共相具有*常体*实例,则下一个问题是,它们是自在*常体的*实例还是*他在常体的*实例,以此类推,一直定位到本书第 5 章和第 6 章所介绍的两个 BFO 层次结构中的合适的形式化本体范畴。应当注意的是,在不同本体范畴之间获得的形式化本体关系,也蕴含了这些范畴的实例之间的关系。例如,如果 BFO:*性质*是依赖于 BFO:*物质实体*的,那么性质红色的每个实例都依赖于作为其持有者的某个*物质实体*的实例。

BFO 范畴的广谱性(Exhaustiveness)

BFO 是一种旨在支持信息驱动的科学研究的本体,其本身也具有经验科学理论的一些特征。因此,BFO 的变更(虽然非常缓慢)反映了来源于实践的经验教训,而且今后将会继续发生变更。因此,可能有一些现实中存在的领域中立的共相(实体的类型),由于暂时缺乏足够的科学实验结果来对其进行注释,所以目前 BFO 尚未将其纳入进来。

与 BFO 的可误论原则一致,我们承认,未来的本体和自然科学的研究,以及在特定领域实施过程中持续性的验证,可能会发现不仅需要扩展 BFO 的顶层范畴,而且还需要修正已纳入的共相。这样的修正在早期版本的开发中就已经出现了[2]。显然,对诸如 BFO 这样被大量独立团体使用的本体进行变更,必须在最终用户和本体开发人员协作下进行谨慎、科学的审查,并对所有变更的原则性理由提供文档说明。

BFO 的观相主义

现在,我们可以更清楚地阐述 BFO 观相主义(Perspectivalism)了。BFO 的*常体*观点表征某一份空间及其常体占据者(也包括这些物体的性质)——当它们存在于给定的若干时间瞬间。但采取这种方式的目的是支持对时空域、占据这些时空域的物质实体、性质及其他他在常体的跨时间同一性的断言。这样,BFO 避免了将常体视作物体片段或物体阶段的简单叠加的还原论观点。时间在某种意义上是在常体视角之外的,且对于"在给定时间给定物质实体具有给定的性质,或者给定物质实体在给定时间是另一物质实体的一部分"的断言,其中的时间域不是作为额外的实体形式,而是作为相关的关系动词进行时间上的指示(index)。

然而,BFO 的*行体*观点表征了时间域和时空域及占据它们的过程(图6.1),就好像从某个跳出时间之外的理想观察者的视角来看待它们一样。因此,在行体观点来看时间是内在性的——观察者发现过程可以沿着时间维度排序,且占据连续的时间域;而时间域则被明确地表征为额外的实体。在这种视角下,时间及在时间中所发生的变化都进行了表征。由此,行体观点能撷取连续的过程流,其中每一个过程都与下一个是混合交织的;而更大过程整体的各过程部分在下一个更细粒度级别上是可区分的。吉尔的头发从金发到棕色的转变可以表征为一个行体过程,其包含多个不同的部分过程(每根头发颜色的变化,每个毛干的化学过程,角质层的穿透过程等)。

但是,也可以从常体的观点来表达时间的推移和变化的发生。其方式是,将一系列不同时间存在的、指定现实部分的相应系列表征按顺序排列;然后观察所表征的物体之间的差异性和相似性。这种方式同样也适用于表征性质的变化。这样,我们可能有一个常体本体包含吉尔(*物体*)去年有金色头发(*性质*)的表征,以及另一个常体本体包含吉尔今年有棕色头发(*性质*)的表征。然后,人们可以指出头发颜色的差异是性质的变化,但是也能识别出这种头发颜色所依附的物体,即吉尔(或吉尔的头发),两者在数值上是同一的。

以解剖学和生理学为例,我们可以说,常体观点对应于解剖学研究体内的三维结构,而行体视角对应于生理学,研究这些结构参与的过程的种类。如果我们可以想象,对于某给定生物体,存在一种生理学表征涵盖构成有机体整个生命过程的集合,那么这种表征和各种解剖学表征的需要是不同的,因为构成有机体的常体结构随着生命不同阶段而演变——例如,从胚胎到胎儿到儿童再到成人等。

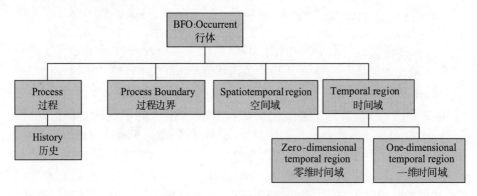

图 6.1　BFO 行体的层次结构

　　因此,BFO 本体的观相角度是沿两个主要维度:常体和行体。前者对应于当代一些哲学家所推崇的三维主义学说,后者对应其反对者所推崇的四维主义学说。在 BFO 中,将这两种学说以可选的、相互兼容的观点整合到单一理论框架上,这也分别包含了沿着常体和行体两种路径,分别进行不同粒度层次的划分。就像分子和细胞与行星相比处于更低的粒度水平;所以单细胞和单生物体的生命与整个地质年代相比,处于更低的粒度水平。

BFO 的观相主义实践

　　OBO 工场(OBO Foundry)[3] 是一个协作实验,目前包含许多本体,其中基因本体(GO)是其核心本体。OBO 工场基于参与者自愿接受的、一系列不断改进的本体开发最佳实践原则。这些原则包括要求本体:
- 作为受控词汇表,确保科学研究的积累和可比性,
- 显示其在数据资源的注释和整合中的有效性,以及
- 语义互操作性。

　　OBO 工场的本体的设计理念也带来模块化开发的好处,协作团队的专家负责各自专业领域的实体和关系的表征。

　　BFO 为 OBO 工场中所有的本体提供了公共的上层本体架构,因此也提供了一个框架,让我们可以理解这些由独立的团队协作开发的本体间的关系。如图 6.2 所示,GO 中的 3 个子本体:细胞组件(自在常体)、分子功能(他在常体)、生物过程(行体),都映射到统一框架内,该框架横向维度由 BFO 的范畴所定义,纵向维度则由粒度级别来定义。

Ontological category 本体论范畴 / Granularity 粒度	BFO:Continuant BFO:常体				BFO:Occurrent BFO:行体
	Independent 自在常体		Dependent 他在常体		
Organ and organism 器官和组织	Organism (NCBI taxonomy or similar) 有机体 (NCBI 或类似的术语集)	Anatomical entity (FMA,CARO) 解剖实体 (FMA,CARO)	Organ function 器官功能	Phenotypic quality (PATO) 表型特征 (PATO)	Biological process (GO) 生物学过程 (GO)
Cell and cellular component 细胞和细胞成分	Cell (CL, FMA) 细胞 (CL, FMA)	Cellular component (FMA, GO) 细胞组分 (FMA, GO)	Cellular function 细胞功能	Disease (OGMS, DO, HPO) 疾病	
Molecule 分子	Molecule (ChEBI, SO, PRO) 分子 (ChEBI, SO, PRO)		Molecular function (GO) 分子功能 (GO)	Phenotypic quality (PATO) 表型特征 (PATO)	Molecular process (MPO) 分子过程 (MPO)

图 6.2　OBO 工场的本体的组织结构（基因本体的 3 个分支使用阴影表示）

关于过程和事件的延伸阅读

Dretske, Fred. "Can Events Move?" Mind 76 (1967): 479–492.

Galton, Anthony. Qualitative Spatial Change. Oxford: Oxford University Press, 2001

Grenon, Pierre, and Barry Smith. "SNAP and SPAN: Towards Dynamic Spatial Ontology." Spatial Cognition and Computation 4(1)(2004): 1–10.

Sider, Ted. Four-Dimensionalism: An Ontology of Persistence and Time. Oxford: Oxford University Press, 2005.

Simons, Peter. "Continuants and Occurrents." Proceedings of the Aristotelian Society 74(2000): 59–75.

Smith, Barry. "Classifying Processes: An Essay in Applied Ontology." Ratio 25(4)(2012): 463–488.

Zemach, Eddy. "Four Ontologies." Journal of Philosophy 23 (1970): 231–247.

7 关系本体

在第 6 章,我们介绍了 BFO 的两种基本范畴 BFO:*常体*(*continuant*)和 BFO:*行体*(*occcurrent*)及其子类型。本章将介绍 BFO 的核心本体关系,并举例说明这些关系是如何定义的。

BFO 的关系

正如前面的章节所述,只提供表征共相和定义类的术语定义,通常不足以涵盖给定领域内所有重要的科学信息。还需要定义它们之间的相互关系,更需要提供公理,如表征本体内特定范畴与其他范畴之间是如何关联的。这样,定义和公理结合起来可以用于支持推理。

本体最佳实践的很多原则,例如单一继承原则和亚里士多德式定义原则,都是基于*是一种*(*is_a*)关系在本体构建中所起到的核心结构作用。诸如同一(identity)和部分(parthood)等关系,对于我们理解现实来说是基元(primitive)关系,即没有更基本的关系来定义它们。如果想让术语对领域内实体的推理起到更大的作用,公理是不可或缺的。BFO 还包括其他关系,如例示(instantiation)、同一(identity)、部分(包括 *part_of* 和 *has_part*)、依赖(包括普遍依赖和特定依赖)、位于(*located_in*),以及一系列与空间和时间有关的关系[1]。

正如我们在第 1 章中讨论的,在设计一个本体并定义其所表征关系时,需要考虑 3 种基本关系,即:

- 共相和共相之间的关系(本体中所表征的关系);
- 殊相和共相之间的关系,如*例示*关系,当本体应用于某特定部分的现实会用到,例如当注释关于某个特定患者群体的临床数据时。
- 殊相和殊相之间的关系,例如,断言玛丽的腿是玛丽身体的一个常体部分。

通过这 3 种关系,我们可以使用结合了殊相信息的本体,来对这些殊相进行推理。生物医学方面的一个典型范例是,基于生物医学特定领域的本体的软件工具,能对特定患者提供诊疗决策支持。

另外一个要点是,定义关系时指定组成该关系定义域(domain)和值域(range)的对象范畴(换言之,即能满足关系表达式有效的左项和右项术语)。例如,*例示*关系总是存在于一个殊相和一个共相之间,如 Fido *例示*拉布拉多犬。而部分关系(parthood)则有两种形式,第一种是两种殊相之间的,第二种是两种共相之间的。关系在常体之间还是在行体之间,其行为是不相同的,所以 BFO 进一步区分了常体间的部分关系和行体间的部分关系,后面将更详细地解释。

关系:形式化的属性和书写规范

首先,我们需要引入一些规范来方便我们定义共相及殊相之间的关系:

- 大写字母变量 C,D,…用于表征常体共相
- 小写字母变量 c,d,…用于表征常体殊相
- 大写字母变量 P,Q,…用于表征行体共相
- 小写字母变量 p,q,…用于表征行体殊相
- 两个共相之间的关系将以*斜体*表示,如:C *is_a* D; P *is_a* Q
- 殊相和共相之间的关系用**粗体**表示,如:c 是 … 的实例(**instance_of**)C; p 是 … 的实例(**instance_of**)P
- 两个殊相之间的关系也用**粗体**字表示,如:在 t 时刻 c 是 … 的常体部分 d;或 p 是 … 的行体部分 q。

框 7.1 中总结了 3 种关系及其表征规范。

框 7.1　3 种主要关系

1. 共相 - 共相(universal-universal)
常体的例子
　癌症(cancer)*is_a* 疾病(disease)
　疾病 *is_a* 倾向(disposition)
　医院感染(nosocomial infection)*is_a* 感染(infection)
　物体(object)*is_a* 自在常体(independent continuant)
行体的例子
　减数分裂(meiosis)*is_a* 细胞分裂(cell division)
　活性转运(active transport)*is_a* 细胞膜转运(membrane transport)
　呼吸空气(breathing air)*is_a* 呼吸(respiration)
　过程(process)*is_a* 行体(occurrent)
2. 殊相 - 共相(particular-universal)
常体的例子
　这个细胞　是 … 的实例(**instance_of**) 细胞(cell)
　这个球的红色　是 … 的实例(**instance_of**) 红色
　(这个女孩的)这个脊髓脊膜膨出　是 … 的实例(**instance_of**) 脊髓脊膜膨出(myelomeningocele)

行体的例子

（在巴勒莫这里跳的）的这个华尔兹舞　**是 ... 的实例（instance_of）** 华尔兹舞（waltz）

皮肤晒黑的这个过程　**是 ... 的实例（instance_of）** 正在减缓的皮肤腐败

3. 殊相 - 殊相（particular-particular）

常体的例子

这个氢原子　**是 ... 的常体部分（continuant_part_of）** 这个水分子

这一份氦气　**是 ... 的常体部分（continuant_part_of）** 太阳

这个离子通道　**是 ... 的常体部分（continuant_part_of）** 这个细胞膜

行体的例子

这个卵泡的破裂　**是 ... 的行体部分（occurrent_part_of）** 这个小鹿的排卵过程

这个 γ - 谷氨酰半胱氨酸合成的过程　**是 ... 的行体部分（occurrent_part_of）** 这个谷胱甘肽合成过程

考虑 Fido 及 Fido（c）与其尾巴（d）之间的部分关系（parthood）这个例子。由 "Fido 的尾巴是这只狗 Fido 的一个部分"（"Fido's tail is a part of the dog Fido"）传达的信息，可以基于以下所示的规范进行形式化表征：

d　**是 ... 的常体部分（continuant_part_of）** c

d　**是 ... 的实例（instance_of）** 尾巴

c　**是 ... 的实例（instance_of）** 狗

注意，Fido 可能会在某个时刻失去他的尾巴，此时我们需要处理常体部分关系的时间特征。也请注意，这里对 Fido 的讨论只是为了举例说明。BFO 中的共相并不包括*狗*——因为 BFO 是一个领域中立的本体，这类特定领域本体的术语将留给生物学家去构建。正如已经提到的，生物学上的一个有影响力的思想流派认为，将*狗*这类物种作为不断进化的生物体动态种群更为恰当[2]。这种观点可以使用 BFO 中的*物体集（object aggregate）*来明确表达。然而，即使这样，这种观点的明确表达仍然需要使用标示共相的术语（例如*生物、有性繁殖、人口*等）来撷取所属的成员，并且对于这些术语也仍需要殊相和共相之间的更传统的例示关系。

基元实例级关系

我们已经指出过，任何本体中的范畴都应该表征现实中的共相。然而，如果不从殊相方面考虑共相的实例之间所蕴含的关系，就无法定义这些共相之间所存在的关系（如部分关系）的含义。下面将介绍如何依据先前所公认的殊相 - 殊相及殊相 - 共相类型的基元关系，来定义共相 - 共相关系。理解共相 -

共相关系的一个关键点是:共相 - 共相关系为真,必须满足这两个共相的某些特定实例对于该关系为真。因此,我们理解为:

- 光转导 *是 ... 的行体部分(occurrent_part_of)* 视觉感知
- 一份碳 *是 ... 的常体部分(continuant_part_of)* 一份谷胱甘肽,以及
- 磷脂双层 *是 ... 的常体部分(continuant_part_of)* 线粒体

上述这些关系为真,必须满足*光传导、一份碳*和*磷脂双层*这 3 个共相的每个特定实例与共相*视觉感知、一份谷胱甘肽*和*线粒体*的某相应实例都满足实例级部分(part)关系。

我们对关系的一些定义会涉及对空间域或时间域的指称。最重要的是,涉及常体殊相的关系的断言都要包含对时间的指称。这是因为,常体与其他实体的关系可能会随时间而发生改变。我们使用:

- 变量 $r, r', ...$ 表征三维空间域
- 变量 $t, t', ...$ 表征时刻(或瞬间)

现在我们可以识别以下基元实例级关系(primitive instance-level relations)及其定义:

- **在 t 时刻 c 是 ... 的实例 C**。这是在某特定时刻常体实例 c 和常体共相 C 之间的一种基元关系,且满足前者 c 在该时刻例示后者 C。例如:目前 Fido *是 ... 的实例* 拉布拉多猎犬。
- **p 是 ... 的实例 P**。这是一个过程实例与其所例示的过程共相之间的一种基元关系(该关系与时间无关)。例如:约翰的生命 *是 ... 的实例* 人类生命。
- **在 t 时刻 c 是 ... 的常体部分 d**。这是在某时刻两个常体实例之间的、其中一个是另一个的部分的一种基元关系。例如:目前,这个细胞核 *是 ... 的常体部分* 这个细胞。
- **p 是 ... 的行体部分 q**。这是两个过程实例之间的、与时间无关的、其中一个过程是另一个过程的子过程的一种基元部分关系。例如:这个肿瘤的生长 *是 ... 的行体部分* 玛丽生命。
- **r 是 ... 的常体部分 r'**。这是两个空间域之间的、独立于时间的、其中一个空间域是另一个空间域的子域的一种基元部分关系。例如:北半球地球表面所占据的空间域 *是 ... 的常体部分* 整个地球表面所占据的空间域。
- **在 t 时刻 c 依附于(inheres_in)d**。这是在某特殊时刻、某特定他在常体和某自在常体之间的一种基元关系。例如:在 2006 年 7 月 26 日,约翰的体形 *依附于* 约翰。
- **在 t 时刻 c 位于 r**。这是在某时刻某常体实例与其所占据的空间域之

间的一种基元关系。例如：在晚餐时间，约翰　位于　餐厅所占据的区域。

- r 邻接于（**adjacent_to**）r′　。这是两个空间域之间接近程度的一种基元关系。例如：北半球　**邻接于**　南半球。
- c 源自（**derives_from**）d。这是存在于两个不同的物质常体之间的一种基元关系，其中一个物质常体在一段时间后接替另一个物质实体出现。例如：这个囊胚　**源自**　这个卵子。
- p 有参与者（**has_participant**）c。这是过程和常体之间的一种基元关系。例如：约翰的生命有参与者约翰。

虽然无法对这些实例级关系进行定义，但其含义可以通过非形式化的例子和形式化的公理来阐释。例如，在接受了实例级的常体部分关系（**在 t 时刻 c 是 ... 的常体部分 d**）的情况下，可以明确地应用公理来阐明其逻辑属性，比如：

如果**在 t 时刻 c 是 ... 的常体部分** d，那么 c 和 d 在 t 时刻**存在**，且

如果 c 是一个*常体的实例*，那么不存在 d 使得**在 t 时刻 c 是 ... 的行体部分** d，

如此等等。

BFO 中的共相 – 共相关系

在上一节中，我们考虑了科学家们有意无意地在工作中使用的一些基元实例级关系。现在，为了定义两个共相间的关系的含义，需要考虑这些共相的殊相实例。这与本体是用于指称表征共相及其之间关系的某种组合的表征性工件的观点并不矛盾。在共相之间关系的定义中，对殊相的指称（reference）是完全普遍的，即指称对于实例化给定共相的所有殊相都是适用的。相对应的，科学作为一个整体，它关心的是对其类型、规律和关系的明确表达的*普遍性*。它通过检查实验中的殊相，来检验关于这类普遍性的假设；而在表征科学规律时则并不涉及特定的殊相。

2005 年，Smith 与生物医学本体领域的一些有影响力的研究学者一起[3]编写了一份清单，列出了以下 10 种基本共相 - 共相之间关系，并将其归为以下几种：

- 基础关系
- 空间关系
- 时间关系
- 参与关系

并提议将其作为各学术领域进一步开发生物医学本体的共同基础。这些关系在 OBO 工场和多个相关本体（见框 7.2）中得到了很大程度的复用，同时

该清单又进一步扩展纳入了其他关系并推荐共同使用[4]。随着 BFO 2.0 OWL 版本的工作开展,创建 BFO 范畴间的所有关系的完整的形式化定义系统工作也在进行中。

框 7.2　BFO 的核心关系

基础关系

1. *is_a*(是一种)
- 一份脱氧核糖核酸(DNA)　是一种　一份核酸
- 光合作用　是一种　生理过程

2. 是...的常体部分(*continuant_part_of*)
- 细胞核　是...的常体部分　细胞
- 心脏　是...的常体部分　心血管系统

3. 是...行体部分(*occurrent_part_of*)
- 神经递质释放　是...的行体部分　突触传递
- 原肠胚形成　是...的行体部分　动物发育

空间关系

4. 位于(*located_in*)
- 内含子　位于　基因
- 叶绿素　位于　类囊体

5. 邻接于(*adjacent_to*)
- 高尔基体　邻接于　内质网
- 周质　邻接于　细胞膜

时间关系

6. 源自(*derive_from*)
- 哺乳动物　源自　配子
- 三氧分子　源自　氧分子

7. 之前有(*preceded_by*)
- 翻译　之前有　转录
- 消化　之前有　摄取

参与关系

8. 有参与者(*has_participant*)
- 死亡过程　有参与者　生物体
- 呼吸运动　有参与者　胸廓

在本章的其余部分,我们将研究这些关系并提供其定义(如有可能)和示例。最后,将通过一些公理的示例,来说明在更大的 BFO 框架下如何形式化地处理这些关系。

基础关系：是一种（*is_a*）

基础关系 *是一种*（*is_a*）已经详细讨论过了。例子包括：

- *髓磷脂 是一种*（*is_a*）*脂蛋白*
- *啤酒 是一种*（*is_a*）*酒精饮料*
- *真核细胞 是一种*（*is_a*）*细胞*
- *位域 是一种*（*is_a*）*自在常体*

以上这些是常体的例子。

- *性腺发育是一种*（*is_a*）*器官发生*
- *酗酒是一种*（*is_a*）*饮酒*
- *细胞内信号级联是一种*（*is_a*）*信号转导*

以上这些是*行体*的例子。

根据前面介绍的基元关系*是 ... 的实例*（instance_of）来定义*是一种*（*is_a*）关系。关于行体的*是一种*（*is_a*）关系，定义如下：

A *是一种*（*is_a*）B = 定义：A 和 B 是共相，且对于所有 x：如果 x 是 ... 的实例 A 则 x 是 ... 的实例 B。

常体的相应定义，则通过时间限定关系*在 t 时刻是 ... 的实例*（instance_of at t）来定义，类似于后面的*是 ... 的常体部分*的定义方式。

因此，*二倍体细胞是一种*（*is_a*）*细胞*意味着：对于任何殊相常体 c，在 t 时刻 c 是 ... 的实例*二倍体细胞*蕴涵在 t 时刻 c 是 ... 的实例*细胞*。*肺癌发展是一种*（*is_a*）*癌症发展*意味着：对于任何殊相行体 p，p 是 ... 的实例*肺癌发展*蕴涵 p 是 ... 的实例*癌症发展*。

基础关系：*是 ... 的常体部分*和*是 ... 的行体部分*

BFO 区分了两个基础的部分关系，即：*是 ... 的常体部分*（*continuant_.part_of*）和*是 ... 的行体部分*（*occurrent_part_of*）。例子包括：

- *轴突 是 ... 的常体部分 神经元*
- *细胞核 是 ... 的常体部分 细胞*
- *神经元死亡 是 ... 的行体部分 痴呆*
- *鸟鸣 是 ... 的行体部分 鸟类交配行为*

这些关系可以用实例级的部分关系来进行定义：

C *是 ... 的常体部分* D（C *continuant_part_of* D）= 定义：对于所有特定常体 c 和每个时刻 t，如果在 t 时刻 c 是 ... 的实例 C，则存在 d 满足在 t 时刻 d 是 ... 的实例 D 且在 t 时刻 c 是 ... 的常体部分 d。

因此，例如说*细胞核 是 ... 的常体部分 细胞*，即意味着对于每一个殊相细胞核,在该细胞核所存在的每个时刻,存在细胞的某实例满足该细胞核在该时刻 **是 ... 的常体部分** 该*细胞*实例。注意,这并不要求每个细胞的实例都有细胞核的某实例作为其部分。

对于行体共相:

P 是 ... 的行体部分 Q(P occurrent_part_of Q)=定义:对于每个殊相行体 p,如果 p 是 P 的实例,则存在某殊相行体 q 满足 q 是 ... 的行体实例 Q,且 p 是 ... 的**行体部分** q。例如"人神经胚形成 **是 ... 的行体部分** 人胚胎发育",在这个例子中,每个殊相人神经胚形成的过程都在实例级上 **是 ... 的行体部分** 某殊相人胚胎发育。

空间和时间关系

区域连接演算(Region Connection Calculus,RCC)对 BFO 的发展起到了重要影响作用,它是支持空间关系[5]定性推理的一个简单框架,目前被整合到 GeoSPARQL 标准中,为语义网提供地理空间关联数据的表征和查询[6]。艾伦区间代数(Allen Interval Algebra)则是一种类似的时间关系推理框架,也对 BFO 的发展有重要影响[7]。

接下来将提供 BFO 空间和时间关系定义的一些示例,作为定义 RCC 和艾伦演算中所有关系的基础,以及其他实际所需的类似的时空关系。遵循 BFO 的解剖学基础模型(Foundational Model of Anatomy,FMA)[8]定义了一套规模宏大的空间邻接和连通性关系集。我们在此描述遵循 BFO 的位置和邻接关系的处理方式,这些关系可以使用自在常体占据的空间域之间的关系来制定。这里采用的策略也可以推广到其他类型的空间关系。

位于(*located_in*)和邻接于(*adjacent_to*)这两种关系,都是基于空间延展实体所占据的空间域(r,r', ...)之间的关系,来连接不同的空间延展实体的。位于(*located_in*)的例子包括:

- *核糖体* 位于(*located_in*) *细胞质*
- *高尔基体* 位于(*located_in*) *细胞*

定义共相级关系位于(*located_in*)有两个步骤。首先,引入实例级的基元关系,**在 t 时刻 c 位于 r(c located_in r at t)**,该关系存在于常体实例、空间域和时间之间。然后,定义(存在于两个常体殊相和某时刻之间的)实例级关系:**在 t 时刻 c 位于 r**,并使用该关系来定义共相级的位于(*located_in*)关系。

在 t 时刻 c 位于 d(c located_in d at t)=定义:存在两个空间域 r 和 r',满足:殊相常体 c 在 t 时刻位于 r,且殊相常体 d 在 t 时刻位于 r',且区域 r 是区域 r' **的常体部分**。

例如,目前约翰的肾脏位于约翰的躯干,因为约翰的肾脏**所在**区域 **是 ... 的常体部分** 他的躯干所在区域。

基于该定义,现在可以定义:

C 位于 D(C *located_in* D)= 定义:对于每个殊相常体 c 及其存在的每个时刻 t,如果在 t 时刻 c 是 ... 的实例 C,则存某 d 满足 d 是 ... 的实例 D 且在 t 时刻 c 位于 d。

因此,肾脏位于躯干意味着,对于每一个肾脏(实例),在其存在的每个时刻 t,存在躯干的某实例满足在该时刻该肾脏 **位于** 该躯干。

正如讨论中所看到的,例如细菌,可以说空间延展实体的所有常体部分都位于这些实体中,但并不是所有位于空间扩展实体内部的常体实例都是其部分。注意,(例如,由于肾移植)将诸如"*肾脏位于躯干*"的断言纳入本体时须非常小心。FMA 对这种断言处理方法是:对于被断言的对象,不将其视为例示的你或我的实际人体解剖结构,而视为所谓的"规范人体解剖结构",该结构定义为"由人类结构化基因的协调表达所产生的身体部位的排列和结构"[9]。

空间关系:邻接于

关系邻接于(*adjacent_to*)是一种表示不相交的常体之间接近的关系。例如:

- *核膜* 邻接于(*adjacent_to*) *细胞质*
- *精囊腺* 邻接于(*adjacent_to*) *膀胱*
- *卵巢* 邻接于(*adjacent_to*) *盆腔腹膜*

该关系现在可用类似的模式来定义:

C 邻接于 D(C *adjacent_to* D)= 定义:对于每个殊相常体 c 和每个时刻 t,如果在 t 时刻 c 是 C 的实例,则存在 d 满足 d 是 D 的实例且在 t 时刻 c 邻接于(**adjacent_to**)d。

因此,*肝脏邻接于镰状韧带*意味着:对于*肝脏*的每一个实例在其存在的每个时刻 t,则存在某镰状韧带实例,满足**在时刻 t** 肝脏**邻接于**镰状韧带。对于物质实体而言,其**邻接于**关系可以根据 RCC 中所定义的物质实体所占据的区域之间的邻接(adjacency)关系来定义。

时间关系:*源自*

时间关系*源自*(*derives_from*)是用来断言某常体共相的每个实例都是源自另一个共相的某个实例。不同学科的生物学家提出了不同的源自(*derives_from*)关系。我们在此考虑的关系用于解释"较早存在的实例中包含的具有生

物学意义的一部分物质,被后来存在的实例继承"的情况。例如:

- *血浆细胞 源自*(*derives_from*)*B 淋巴细胞*
- *一份酪氨酸 源自*(*derives_from*) *一份苯基丙氨酸*

这些示例中的实例级**源自**关系可以理解为:c 存在的第一个时刻所占据的空间域与 d 存在的最后一个时刻所占据的空间域基本重叠。然后我们可以定义:

C *源自* D(C derives_from D) = 定义:对于每个殊相常体 c 和每个时刻 t,如果**在时刻 t c 是 ... 的实例 C**,则存在某 d 和某较早的时刻 t',满足**在 t' 时刻 d 是 ... 的实例 D 且 c 源自 d**。

可以把这个关系定义为*直接来源*(*immediate* derivation),不同于*间接来源*(*mediated* derivation)关系(例如,可以从 C *源自* D,D 又*源自* E 推断出,C *间接源自* E)。

时间关系:之前有

时间关系*之前有*(*preceded_by*)可用于以下断言:

- *翻译 之前有 转录*
- *老化 之前有 发育*
- *神经胚形成 之前有 原肠胚形成*

实例级的"**之前有**"关系的含义,以一种显而易见的方式(且与 Allen 演算一致)理解为:过程 p 所占用的时间域比过程 q 所占用的时间域晚。

行体共相之间的*之前有*(*preceded_by*)的关系,可定义如下:

P *之前有* Q = 定义:对于每个殊相行体 p,如果 p 是 P **的实例**,则存在 q,满足 q 是 Q 的实例且 p **之前有** q

参与关系:有参与者

有参与者(*has_participant*)关系存在于某过程和某常体之间,且该常体参与或参加了该过程。例子包括:

- *细胞运输过程 有参与者*(*has_participant*) *细胞*
- *翻译 有参与者*(*has_participant*) *一份氨基酸*
- *细胞分裂 有参与者*(*has_participant*) *染色体*

因此,每一个*细胞传输*(行体)的实例都有作为参与者的某*细胞*(常体)实例,每个*翻译*实例(行体)都有作为参与者的*一份氨基酸*(常体)实例,如此等等。因此,我们可以定义如下:

P *有参与者*(*has_participant*)C = 定义:对于每个殊相行体 p,如果 p 是 P

的实例,则存在 c 和时刻 t ,满足在 t 时刻 c 是 C 的实例且 p 有参与者 c。

更多顶层关系

现在我们已经描述了 BFO 识别的基元实例级关系和共相 - 共相关系,并(尽可能地)提供了定义和示例。现在我们来讨论一些其他关系,它们用于某些特定领域并且建议纳入关系本体(Relation Ontology, RO)[10]。

是 ... 的真常体部分和是 ... 的真行体部分

在实例级别上说某事物的"真子部分(proper part of)",是指某一事物是另一事物的部分,但两者不同一。对于常体共相,例如:人类子宫 是 ... 的真常体(proper_continuant_part_of)部分 人,我们定义如下:

C 是 ... 的真常体部分 D(C proper_continuant part_of D)= 定义:对于每个殊相常体 c 和每个时刻 t,如果 c 是 ... 的实例 C,则存在 d,满足在 t 时刻 d 是 ... 的实例 D,且在 t 时刻 c 是 ... 的真常体部分 d。

对于行体:

P 是 ... 的真行体部分 Q(P proper_continuant part_of Q)= 定义:对于每个殊相行体 p ,如果 p 是 ... 的实例 P ,则存在殊相 q,满足 q 是 ... 的实例 Q,且 p 是 ... 真行体部分 q。

例子包括:

- 吞咽(swallowing) 是 ... 的真行体部分 吃。
- 细胞分裂后期(anaphase) 是 ... 的真行体部分 有丝分裂(mitosis)

有常体部分和是…的必需常体部分; 有行体部分和是…的必需行体部分

要断言两个共相其中一个有第二个作为其部分,就要断言前者的实例都作为整体,且每一个这样的整体都有后者的某个实例作为其部分。因此,

C 有常体部分 D(C has_continuant_part D)= 定义:对于所有殊相常体 c 和所有的时刻 t,如果 c 是 ... 的实例 C,则存在 D,满足在 t 时刻 d 是 ... 的实例 D 且在 t 时刻 d 是 ... 的常体部分 c。

P 有行体部分 Q(P has_occurrent_part Q)= 定义:对于所有殊相行体 p ,如果 p 是 ... 的实例 P,则存在 q 满足 q 是 ... 的实例 Q,且 q 是 ... 的行体部分 p

正如后文所述,有部分(has_part)和是 ... 的部分(part_of)两者之间的关系在逻辑上来说也是值得探讨的。对于共相 A 和 B,当 A 是 ... 的部分 B(A *part_of* B)且 B 有部分 A(B *has_part* A)时,则可以说 A 和 B 之间存在"必需部分关系"("integral parthood")。因此对于常体来说:

C 是 ... 的必需常体部分 D(C *integral_continuant_part_of* D)= 定义:C 是 ... 的常体部分(*continuant_part_of*)D 且 D 有常体部分 C

行体的情况也类似。

例如:

- 大脑(*brain*) 是 ... 的必需常体部分 哺乳动物(*mammal*)
- 心脏收缩(*systole*) 是 ... 的必需行体部分 心动周期(*cardiac cycle*)

关系与范畴的定义

需要指出的是,定义良好的形式化关系有助于更精确地定义其所关联的共相的本质。例如,一个共相可以被断言为:不是 ... 的实例(*instance_of*)任何事物的实体;而一个殊相则可被断言为:**是 ... 的实例(instance_of)**其他实体的实体,但其自身与其他任何实体之间不存在**是 ... 的实例(instance_of)**的关系。这类公理将在下节讨论。类似地,一个自在常体可以被断言为被其他实体所依附(**inheres_in**)的实体,但其自身不**依附**于其他任何实体。可以在定义中使用这些关系断言,以支持本体的形式化推理。

所有 – 某些规则

不止是一种(*is_a*)关系,共相间定义的所有关系都遵守所谓的"所有 - 某些规则(all-some rule)"。如果共相 A 与共相 B 有这种关系,那么 A 的所有相关实例都必须与 B 的某实例具有相应的实例级关系。可以简单理解为:共相之间的关系不应有例外。

考虑是 ... 的常体部分的定义:

C 是 ... 的常体部分 D(C continuant_part_of D)= 定义为:对于每个殊相常体 c 和每个时刻 t,如果在 t 时刻 c 是 ... 的实例 C,则存在 d,满足**在 t 时刻 d 是 ... 的实例 D** 且在 t 时刻 c 是 ... 的常体部分 d。

这意味着,一个共相是 ... 的常体部分另一个共相,则在相关的时间内,该共相所有的实例都必须是 ... 的常体部分另一个共相某实例。因此,说"人类心脏 是 ... 的常体部分 人类循环系统",也就是说"对于每一个殊相人类心脏,在其存在的每个时刻都是人类循环系统的某实例的部分"。注意,这并不意味着,在不同时间内涉及的是同一个人类循环系统实例。

我们所感兴趣的共相之间的是一种(*is_a*)关系,也存在类似的特性。从这个角度来看,*原核细胞 是一种（is_a） 细胞*也是完全满足该规则的。然而,*癌症 是一种（is_a） 终末期疾病*则不能通过共相的检验,因为并不是所有的癌症实例都是终末期疾病的实例。

逆关系和互反关系

从对"有部分"的讨论可以清楚地看到,在本体中定义任何关系时,都可以问问是否存在其相反方向的关系,即通常所谓的*逆关系（inversion）*。关系 R 的逆被定义为:对关系 R 的两个关系项调转顺序后的两者之间存在的关系。

因此,如果 C *是一种*（is_a）D,则 D 与 C 之间的反向方向的关系就是*有子共相（has_subuniversal）*关系,定义为:

C *有子共相*（has_subuniversal）D ＝定义:D *is_a* C。

如:

细胞内部（Incell）有子共相原核细胞（prokaryotic cell）145

（如果 *is_a* 关系的关系项是定义类时,则需要适当修改。）

然而,对于我们定义的大多数关系,则不能以这种直接的方式来定义逆关系。这就有必要来定义所谓的*互反关系（reciprocity）*。

为探讨这个问题,考虑断言

> *人类睾丸 是...的常体部分 人类*

能通过"所有 - 某些"测试。然而,当我们试图从相反的方向来表达断言

> *人类有常体部分人类睾丸*

时,"所有 - 某些"验证失败,因为并不是所有的人都有睾丸。*有常体部分*（has_continuant_part）不是*是...的常体部分*（continuant_part_of）的逆关系,而是所谓的互反关系。类似的情况也适用于*邻接于*（adjacent_to）关系。因为我们可以说成年人的

> *子宫动脉邻接于膀胱,*

但不能说成年人的

> *膀胱邻接于子宫动脉,*

因为男性没有子宫动脉。

是一种（is_a）和*有子共相*（has_subuniversal）关系,让我们能基于继承的原则,通过本体的专业分类表主干以向上和向下两个方向实现推理。如果 A *有子共相* B,那么对于所有包含 A 的实例的事物,也会包含所有 B 的实例。使用本体中的其他类型的关系也可能实现这种推断,但从部分和邻接关系的例子可知,必须谨慎使用。

公理的一些示例

在本章中,我们的目的只是为 BFO 框架内的本体构建提供关系理论的一个纲要。并不是要构建出一套完整的公理理论。然而,出于说明和示例的目的,我们在这里提供了一些用英语和一阶逻辑表示的 BFO 公理的例子[11]。

实体(Enity)
所有*实体*都存在于某个*时间域*。
$\forall x (Entity(x) \rightarrow \exists t (TemporalRegion(t) \wedge exists\_at(x, t)))$

物质实体(Material Entity)
每个*物质实体*都有历史。
$\forall x (MaterialEntity(x) \rightarrow \exists y\ has\_history(x, y))$

有物质实体作为其常体部分的每个实体都是一个物质实体。
$\forall y \forall x \forall t ((continuant\_part\_of(x, y, t) \wedge MaterialEntity(x)) \rightarrow MaterialEntity(y))$

每个*物质实体*都存在于某个*时间间隔*。
$\forall x (MaterialEntity(x) \rightarrow \exists t (1DTemporalRegion(t) \wedge exists\_at(x, t)))$

行体(Occurrent)
每个*行体*都占据某*时空域*。
$\forall x (Occurrent(x) \rightarrow \exists y (SpatioTemporalRegion(y) \wedge occupies\_spatiotemporal\_region(x, y)))$

时空域(SpatioTemporalRegion)
每个*时空域*都占据某*时间域*。
$\forall x (SpatioTemporalRegion(x) \rightarrow \exists t (TemporalRegion(t) \wedge occupies\_temporal\_region(x, t)))$

每个*时空域*都占据其自身。
$\forall x (SpatioTemporalRegion(x) \rightarrow occupies\_spatiotemporal\_region(x, x))$

时间域(TemporalRegion)
所有的*时间域*都是零维或一维的(即瞬时或间隔)。

$$\forall x\,(\text{TemporalRegion}(x) \leftrightarrow (\text{1DTemporaRegion}(x) \wedge \text{0DTemporalRegion}(x)))$$

每个*时间域*都占据其自身。

$$\forall x\,(\text{TemporalRegion}(x) \to \text{occupies\_temporal\_region}(x, x))$$

共相

某事物是一个共相，当且仅当该事物被某事物例示。

$$\forall X\,(\text{Universal}(X) \leftrightarrow \exists y\ \text{inst}(X, y))$$

是 ... 的常体部分（Continuant_part_of）

*常体*的部分关系是反对称的（anti-symmetric）。

$$\forall x \forall y \forall t\,((\text{continuant\_part\_of}(x, y, t) \wedge \text{continuant\_part\_of}(y, x, t)) \to x = y)$$

*常体*的部分关系是传递性的（transitive）。

$$\forall x \forall y \forall z \forall t\,((\text{continuant\_part\_of}(x, y, t) \wedge \text{continuant\_part\_of}(y, z, t)) \to \text{continuant\_part\_of}(x, z, t))$$

*常体*的部分关系是自反的（reflexive）。

$$\forall x \forall t\,((\text{Continuant}(x) \wedge \text{exists\_at}(x, t)) \to \text{continuant\_part\_of}(x, x, t))$$

弱补充（Weak supplementation）：若 x 是 y 的真（常体）部分，则 y 存在某（常体）部分与 x 不相交。

$$\forall x \forall y \forall t\,(\text{proper\_continuant\_part\_of}(x, y, t) \to \exists z\,(\text{continuant\_part\_of}(z, y, t) \wedge \neg\text{continuant\_overlap}(z, x, t)))$$

唯一积（Unique product）：如果一个*常体*在某时刻与另一个*常体*相交，那么在该时刻存在唯一的这两个*常体*的分体乘积（mereological product）（交集）。

$$\forall x \forall y \forall t\,(\text{continuant\_overlap}(x, y, t) \to \exists z\,(\text{continuant\_mereological\_product}(z, x, y, t) \wedge \forall w(\text{continuant\_mereological\_product}(w, x, y, t) \to w=z)))$$

如果某*常体*在某时刻是另一个*常体*的部分，那么这两个常体在该时刻都存在。

$$\forall x \forall y \forall t\,(\text{continuant\_part\_of}(x, y, t) \to (\text{exists\_at}(x, t) \wedge \text{exists\_at}(y, t)))$$

占据空间域（Occupies_spatial_region）

某物在一个时刻只能占据一个空间域。

$\forall x \forall r1 \forall r2 \forall t ((occupies\_spatial\_region(x, r1, t) \wedge occupies\_spatial\_region(x, r2, t) \rightarrow r1=r2)$

某时刻占据某空间域的所有实体在该时刻都存在。

$\forall x \forall r \forall t (occupies\_spatial\_region(x, r, t) \rightarrow exists\_at(x, t))$

占据时空域（Occupies_spatiotemporal_region）

某事物只能占据一个时空域。

$\forall x \forall r1 \forall r2 ((occupies\_spatiotemporal\_region(x, r1) \wedge occupies\_spatiotemporal\_region(x, r2)) \rightarrow r1=r2)$

框 7.3　BFO 中实例级关系的属性

关系	传递性的 (Transitive)	对称的 (Symmetric)	自反的 (Reflexive)	反对称的 (Antisymmetric)
是一种（is_a）	+	−	+	+
是 ... 的一部分（part_of）	+	−	+	+
位于（locate_in）	+	−	+	−
邻接于（adjacent_to）	−	−	−	−
源自（derives_from）	−	−	−	−
之前有（preceded_by）	+	−	−	−
有参与者（has_participant）	−	−	−	−

自反性、对称性和传递性

最后，我们来总结在 BFO 框架内定义关系时应加以考虑的、关系的一些易于理解的属性（见框 7.3）。这里，A，B，…包括所有实体，不论是共相、定义类或殊相。

- 说一个关系 R 是*自反性（reflexive）的*，即表示如果任何事物 A 对另一事物 B 有 R 关系，那么 A 对它自身也有 R 关系。"和 ... 一样高"（"is as tall as"）是自反关系，因为当约翰和吉尔一样高的时候，他也和自己有同样的关系：约翰和约翰一样高。
- 说一个关系 R 是*对称性（symmetric）的*，即表示如果事物 A 对另一事物 B 有 R 关系,那么 B 对 A 也有 R 关系。邻接于(adjacent_to)的实例级关系是对称的,因为如果约翰在玛丽旁边,那么玛丽也在约翰旁边。然而在共相级别,邻接于(*adjacent_to*)则不是对称的。

- 说一个关系 R 具有*传递性(transitive)*,表示如果事物 A 对另一事物 B 有 R 关系,且 B 对事物 C 有 R 关系,那么 A 对 C 也有 R 关系。传递性关系的一个简单例子是"比 …… 高"。如果约翰比玛丽高,玛丽比史蒂夫高,那么约翰就比史蒂夫高。

- 说一个关系 R 是*反对称的*(antisymmetric),即表示如果 A 对 B 具有 R 关系,以及 B 对 A 具有 R 关系,那么 A 和 B 是同一的。

关于关系的延伸阅读

Bennett, Brandon. V. Chaudhri, and N. Dinesh. "A Vocabulary of Topological and Containment Relations for a Practical Biological Ontology." In Spatial Information Theory: Proceedings of COSIT2013, Lecture Notes in Computer Science, vol. 8116, ed. J. Stell, T. Tenbrink, and Z. Wood, 418–437. Scarborough, UK: Springer, 2014.

Bittner, Thomas, and Maureen Donnelly. "Logical Properties of Foundational Relations in Bio-ontologies." Artificial Intelligence in Medicine 39 (2007): 197–216.

Donnelly, Maureen, Thomas Bittner, and Cornelius Rosse. "A Formal Theory for Spatial Representation and Reasoning in Biomedical Ontologies." Artificial Intelligence in Medicine 36 (2006): 1–27.

Smith, Barry, Werner Ceusters, Bert Klagges, Jacob Köhler, Anand Kumar, Jane Lomax, Chris Mungall, Fabian Neuhaus, Alan L. Rector, and Cornelius Rosse. "Relations in Biomedical Ontologies." Genome Biology 6 (5) (2005). doi:10.1186/gb-2005-6-5-r46. Accessed September 25, 2014.

8　基本形式化本体实战

在我们看来,所有成功的本体构建都始于思考。首先,本体构建者应收集所需的主要术语集合,并且仔细考量以确保在相关科学语境下能正确理解这些术语的含义;然后,还需要进一步思考,以确保这些术语的定义使用了其他人能理解的词汇,并遵循基本形式化本体(BFO)及前面章节所述的相关原则。

然后在某时刻,本体构建者将开始着手创建计算机工件(即可使用和可推理的软件)形式的本体。我们相信,将来会有一系列不同的方法来构建这样的计算机工件,包括在前一章中介绍的公理的例子就是基于一阶逻辑(first-order logic, FOL)的方法来实现的。在我们看来,一阶逻辑(FOL)提供的表达能力正是创建符合生物学及其他学科内容的形式化定义所需要的。然而,目前最广泛使用的标准方法主要是以网络本体语言(Web Ontology Language, OWL)为主的形式化语言,其表达能力要比一阶逻辑(FOL)弱。本章我们将简要介绍 Protégé 本体构建工具和 OWL 语言。其中 OWL 语言是所谓的语义网(Semantic Web)技术中主要使用的逻辑语言框架。而语义网的从业者也是 Protégé 的主要目标用户之一。然后,我们提供了以 BFO 作为顶层本体来构建领域本体的示例,以更好地展示如何将前面章节中介绍的原则和建议应用到实践中。

本体编辑器 Protégé 和 BFO

本书的重点是给研究人员介绍理论性的原则和创建良好本体内容的策略,而不是介绍计算工具和本体实现的细节。也就是说,我们将简要描述一种公共领域本体构建和编辑的工具:Protégé [1]。我们还将讨论 OWL[2],它是所谓"语义网"中使用的主要逻辑语言学框架,并通过 Protégé 来支持使用[3]。

Protégé 官方网站 http://protege.stanford.edu/ 将其描述为一种"免费的、开源的本体编辑器和构建智能系统的框架"。该软件可以免费下载,Protégé 网站还提供了教程,帮助用户上手学习编写领域本体。这些领域本体可在 BFO 的帮助下,与以类似方式构建的其他领域本体实现互操作[4]。

BFO 的最新 OWL 版本可通过链接 http://purl.obolibrar.org/obo/bfoo.owl 获得。用户下载并安装了 Protégé 软件后,可以直接将 BFO 的最新版本导入到一个新的 Protégé 文件中，然后通过将领域相关的术语定义为 BFO 术语子类的方式，开始着手构建一个包含若干术语（"类"）的领域本体。在本章将会多次使用屏幕截图来展示使用这种方法所构建的本体。

网络本体语言

Protégé 工具支持网络本体语言（Web Ontology Language, OWL）作为其构建本体的输出格式之一。OWL 于本世纪初由两个来源合并演化而来：美国国防高级研究计划局（Defense Advanced Research Projects Agency, DARPA）的 *代理标记语言*（*Agent Markup Language*, DAML）和欧盟的 *本体推理层*（European Union's *Ontology Inference Layer*, OIL）[5]。到 2002 年，这两者的合体（当时称为"DAML+OIL"）被 Web 标准化主要组织之一的万维网联盟（World Wide Web Consortium, W3C）推荐使用 [6]。批准 DAML+OIL 的委员会中包括现在很著名的本体学家，如 Ian Horrocks，Peter Patel-Schneider，Jim Hendler，Deb McGuinness，以及万维网之父 Tim Berners-Lee。2004 年 2 月，W3C 批准 OWL 作为推荐标准时对 OWL 的简介，在今天看来仍然十分准确："OWL 语言旨在供需要处理信息内容的应用程序所使用，而非只向人类呈现信息。相比 XML，RDF 及 RDF Schema（RDFS），OWL 通过提供额外的词汇以及形式化语义，获得更强的 Web 内容的机器互操作能力。"[7]

在接下来的章节中，我们解析该简介的主要内涵。

超文本标记语言和可扩展标记语言

超文本标记语言（Hyper text Markup Language, HTML）诞生于 20 世纪 80 年代后期，由 Berners-Lee 开发。其目的是为 Web 开发人员提供一种信息展现方式，使人们能通过浏览器查看访问 [8]。

HTML 的主要局限性在于它是面向文档的表征，因此它不提供描述信息的能力，以便于使用软件程序发现、解释、验证或组合这些信息。因此，在 1998 年 W3C 推荐使用的可扩展标记语言（Extensible Markup Language, XML），通过标签来更准确地描述信息。这些标签不仅人类能理解，机器也能读取和解析。用 W3C 的 XML 工作组成员的话来说："XML 是 Web 上的结构化文档和数据的通用格式。它允许用户自定义标记格式。"[9]

资源描述框架

不幸的是，XML 在查询文档时虽然有用，但它在以标准形式传达文档语句含义方面的能力有限，例如对实体之间关系的表达；这就促使研究人员在此基础上开发资源描述框架(Resource Description Framework,RDF)。RDF 于 1999 年 2 月成为 W3C 推荐语言[10],它通过简单的"主体 - 谓词 - 客体"三元组格式来表征实体以及实体之间的关系。因此,RDF 在某种程度上模仿了人类的语言结构。它还允许实体和关系的计算表征(computational representation),使其具有比单纯的 XML 更强大的推理能力。

　　RDF 中资源的灵感来自于因特网所使用的统一资源标识符(Uniform Resource Identifiers,URIs),即标准的网络地址,它能明确地标识因特网上每一个网页。RDF 通过"资源"来表达每个三元组中的主体、谓词和客体所对应现实中的实体,这些实体都被称为"资源"。虽然 XML 确实提供了表示日期、数字和符号的规范,但 XML 并不以这种方式来表征现实。

　　多个三元组形成了 RDF 数据库——称为三元组数据库(Triplestore)——来存储某个领域的详细信息。数据库中,主体、谓词和客体都使用 URIs(或者在某些情况下使用所谓的"空白节点")来标记,这样将信息放在网上,任何人都能查询该数据库。

RDF 模式

　　在 20 世纪 90 年代早期 RDF 开始投入使用后,就立即开发了 RDF 模式(RDFS),提供一套机制来描述相关资源(也理解为 URIs)及其之间的关系。

　　RDF 支持关于实例和数据值(例如整数或字母数字字符串)的断言,而 RDFS 还支持关于类型的断言:模式性断言(schematic assertions)。因此,它支持关系(即语义网领域中的"属性")的定义域(domain)和值域(range)的表征。例如,可以定义属性 authored_by 的定义域为"文档"、值域为"人"。此类信息可以存储在三元组数据库中,并使用 SPARQL 语句查询(参见下一节)[11]。RDFS 引入了许多谓词,包括:

- rdfs:label,指用来描述某个资源的文本字符串。
- rdfs:comment,指关于资源的人类可读的注释,也经常被用来提供定义。
- rdfs:seeAlso,用来连接其他相关资源。
- rdfs:subClassOf,用来声明某个类的所有实例是另一个类的实例。
- rdfs:domain,用来声明具有给定属性的资源都是一个或多个类的实例。
- rdfs:range,用于指定某属性可以接受值的集合。

　　通过添加这些元素,RDFS 能增强 RDF 的表达能力,以便能更充分地表征所关注的给定领域的知识。

　　然而,几乎在 RDFS 刚被开发出来之后,研究人员就发现,它依然太弱,无法表达类型、属于某种类型的实例以及关系的属性。此外,考虑到这些研究人员中很多人一直在人工智能领域工作,他们想要一种能够实现机器推理的语言[12]。但是 RDFS 不能断言诸如关系是传递性的，从而允许 RDFS 的用户在推理中利用到关系的传递性。

RDFS 同样也不能表达我们在第 7 章中所讨论的关系的对称性、自反性及其他属性。例如，在 RDFS 中，无法表达某个关系是对称的，或者一个关系是另一个的逆关系。

此外，尽管 RDFS 增加了指定属性的定义域和值域的能力，但无法对定义域或值域进行约束（constrain）或局部化（localize）。例如，对于属性有后代（*has_offspring*），就无法实现当应用到人时其值域是人，而应用到狗时其值域是*狗*，应用到猫时其值域是*猫*，如此等等。而且，在 RDFS 中无法表达存在约束或基数约束。例如，不能表达："人的所有实例都有*母亲*，而且*母亲*也是人"，或者"人有且只有*两个生物意义上的父母*"[13]。这类及其他一些问题促使研究人员开发 OWL 语言。

简单协议和 RDF 查询语言

就像在标准关系型数据库中使用结构化（或标准）查询语言 [Structured（or Standard）Query Language，SQL] 来查询元组一样，在三元组数据库中查询三元组的语言，称之为简单协议和 RDF 查询语言（Simple Protocol and RDF Query Language, SPARQL）。SPARQL1.1 于 2013 年 3 月成为 W3C 的推荐标准[14]。

一个简单的 SPARQL 查询语句可能看起来像这样：
SELECT DISTINCT ?predicate
WHERE { ?subject ?predicate ?object }
ORDER BY ?predicate
该语句用来查询某个三元组数据库中所有的谓词。

OWL 的基本特征

在前几章中，我们对共相和定义类进行了区分。共相（例如人和*角色*）的实例其本身是实体；而定义类，我们可以将其看作是用来捕捉某些谈论现实的方式的工具（例如，当我们谈到律师或学生时，实际上仅仅是在讲具有特定*角色*的人）。在 RDF 和 OWL 世界观中，目前共相和定义类统称为"类（classes）"，而（二元）关系则被称为"属性（properties）"（OWL 与 BFO 的确都使用"实例（instance）"这个术语来指称类的成员个体）。OWL 在这方面接近传统集合论对现实的看法，但是由于它允许两个类具有相同成员，所以 OWL 类实际上是内涵性（intensional）的。

OWL 的一个关键特性是以描述逻辑（Description Logics, DLs）为基础。描述逻辑是比标准一阶逻辑（FOL）弱的逻辑族，但是具有一些计算属性，从而有利于支持基于诸如本体推理和数据验证等功能。描述逻辑于 20 世纪 80 年代中期在人工智能领域出现，主要基于一阶逻辑世界中所熟知的模型论（model theory）来表达形式化语义。与 XML、RDF 和 RDFS 相比，OWL 的不同之处在于允许以下表达：

a. 全称（∀）量化，通过 owl:allValuesFrom 约束来实现；

b. 存在（∃）量化，通过 owl:someValuesFrom 或者 owl:hasValue 约束来实现；

c. 基数，通过 owl:cardinality、owl:minCardinality 和 owl:maxCardinality 来实现；

d. 逻辑交集、并集和补集（*and, or, not*），在 OWL 中分别为 owl:intersectionOf、owl:unionOf 和 owl: complementOf；

e. 等价断言，通过 owl:equivalentClass 和 owl:equivalentProperty[因此可以断言两个类 X 和 Y 是等价的，这意味着它们具有相同的成员（即适用于相同的实例）]；

f. 关系具有的属性，包括逆（owl:inverseOf）、函数型（owl:FunctionalProperty）、反函数型（owl:InverseFunctionalProperty）、传递性（owl:TransitiveProperty）、对称性（owl:SymmetricProperty）、非对称性（owl:AsymmetricProperty）、自反性（owl:ReflexiveProperty）及非自反性（owl:IrreflexiveProperty）。

OWL 识别两种属性：*对象属性*（*object properties*）和*数据属性*（*data properties*）。结合定义域和值域的设定，对象属性（OWL:ObjectProperty）指定两个个体（实例、成员）之间的关系，如在"机翼　*是…的部分*（*part_of*）飞机"或"腕　*邻接于*（*adjacent_to*）　手"中，"机翼""飞机""腕"和"手"指称相应类的特定实例，而非类（或共相）本身。数据类型属性（OWL:DataTypeProperty）指定个体和数据值（整型、双精度型、浮点型、字符串型、布尔型等）之间的关系；例如，"出席会议的人数是 6。"

要对任意给定的一组事实或公理集进行一致性检查（包括在前文中所指的定义），即对 OWL 格式的本体进行一致性检查，我们必须要用到*推理机*，它能推定本体中的每个类是否有可能存在实例[15]。很多推理机可结合 Protégé 来使用，这些内容将在本书附录中介绍。

OWL 与标准关系型数据库的比较

关于构建 OWL 本体的另外 3 个要点，可以通过对比本体与标准关系型数据库的使用得以更好地体现。

　　首先,在标准关系型数据库中,每个实例/个体必须具有唯一的标识符;例如,行星金星必须仅使用一个名称(例如"金星")指代;又例如你的祖母必须仅使用唯一的标识符(例如,她的社会安全号)来标记她。这是因为数据库中的行通常用来表征实例,并且存在一个规则(主键唯一性约束)来防止两行数据表达同一个实例。然而,在 OWL 本体中,一个实例可以有多个名称。金星可以被称为"晨星"或"晚星"或两者都是;而一个人的祖母可以被称为"奶奶""姥姥""Florence Smith"或这三者都是。于是,引入 SameAs 公理(或者通过推断得到 SameAs 关系)来对同一性进行断言。

　　其次,使用关系型数据库,其基本预设是遵循封闭世界假设的。这就意味着,*数据库中不知道是否为真的就被默认为假*,因为假定数据库中表征世界的知识是完整的(这个假设是可能的,因为数据库的世界是由数据库本身来详尽定义的)。相反,本体遵循开放世界假设(open-world assumption,OWA),即*不知道是否为真的则认为是未知的*。因此,本体对于处理诸如生物科学之类的领域特别有用;就这些领域来说,我们对世界的认识总是不完整的,因为科学本身正飞速发展。

　　封闭世界假设对于标准数据库的实际影响,可以用一个简单示例来说明。设想某个数据库只包含下面表中的信息:

个体(Individuals)	属性(Attributes)
Fido	狗(dog)
Rover	

　　对该数据库执行 SQL 查询,提问:"Rover 是狗的一个实例吗?",会产生答案"否";不同的是,如果基于本体学家所采用的开放世界方法,这个查询将不会返回*任何东西*,因为我们没有证据表明 Rover 是否是狗的实例。类似地,对于查询"有多少只狗?",数据库将返回的答案是:1;而本体则返回:至少 1,但可能更多。

　　最后,也是最重要的,关系型数据库的模式主要用于约束和结构化数据,也很难对数据进行复杂查询或者使用推理器来检查一致性。数据库中的关系本身并不(也不能)具有其固有的属性,例如传递性或对称性。相反,它们只是像数据库中的所有其他条目那样被简单地列举出来。然而,在 DL 的基础上(亦即在 FOL 中),OWL 的公理和规则——包括诸如传递性和对称性的关系属性——旨在从术语所制定的本体中生成隐含知识和推论。例如,指定某个 OWL 本体,其中的关系是 *...的宠物*(*is_pet_of*)分别设定其定义域为"非人类动物"、值域为"人",那么如果断言 Rover 是 … 的宠物(*is_pet_of*)Jim,那么就能断定 Rover 是非人类动物,并且 Jim 是一个人。

OWL2

在 21 世纪初,研究人员开始使用 OWL 之后不久,就开始意识到了它的局限性。OWL 最初版本的一个基本问题,是不能对量化基数约束进行表达和推理。例如,在 OWL1 中很容易表达"某人有 4 条宠物狗",但不容易说明"某人有 4 条宠物狗,其中有 2 只雄性";或者"某人有 4 条宠物狗,其中 1 条是贵宾犬,另 3 条是拳师犬"。另一个问题是对数据值的约束。例如,在 OWL1 中可以说"大气中特定部位的气压值是 1000 毫巴(millibars)"[16];但不能进行诸如"该值大于 900 且小于 1100 毫巴"的断言。这些及其他一些问题促使研究人员开发 OWL2,并在 2009 年 10 月成为了 W3C 推荐标准。

OWL2 还定义了 3 种配置的语言子集——EL、RL 和 QL——每个子集都具有对应的计算属性和实施能力。OWL2 EL 对于大规模本体来说是理想的,因为使用该配置能在多项式时间内计算很多推断问题。OWL2 RL 的设计初衷是利用基于规则的系统来解决推断问题。而在 OWL2 QL 中,推断问题能通过针对关系型数据库(RDBS)的 SQL 查询来实现,这个特征对于进行实际工作的本体学家是非常有用的。

基于 BFO 构建本体

表 8.1 和表 8.2 列出了一些基于 BFO 开发领域本体的本体、机构和研究团体[17]。前面简要介绍了 Protégé、OWL 和相关资源的基本特征,现在我们能更好地审视领域本体的一些具体例子,这些示例不仅将 BFO 作为其顶层本体,而且还在本体开发过程中应用了本书所介绍的原则和建议。

表 8.1 使用了 BFO 的本体(截至 2018 年 8 月 22 日,数据来源 http://basic-formal-ontology.org/users.html)

Adolescent Depression Ontology (ADO)	ACGT Master Ontology (ACGT MO)	Algorithm-Implementation-Execution Ontology Design Pattern
Animals in Context Ontology (ACO)	Autism-DSM-ADI-R Ontology (ADAR)	Alzheimer Disease Ontology (ADO)
Adverse Event Reporting Ontology (AERO)	AFO Foundational Ontology	Actionable Intelligence Retrieval System (AIRS)

Antimicrobial-Microorganism Ontology	Apollo Structured Vocabulary (Apollo-SV)	Bacterial Clinical Infectious Diseases Ontology (BCIDO)
Behavior Perspective Model (BPM)	Bank Ontology	Battle Management Ontology (BMO)
Behavior Change Intervention Ontology (BCIO)	Beta Cell Genomics Application Ontology (BCGO)	BioAssay Ontology
Bioinformatics Web Service Ontology (OBIWS)	Biological Collections Ontology (BCO)	Biomedical Ethics Ontology
Biomedical Grid Terminology (BiomedGT, retired)	Biomimetic Ontology	BioTop: a biomedical top-domain ontology - BioTopLite2
BIRNLex: controlled terminology for annotation of BIRN data sources	Blood Ontology (BLO)	Body Fluids Ontology (BFLO)
Bone Dysplasia Ontology (BDO)	Cancer Cell Ontology (OncoCL)	Cancer Chemoprevention Ontology (CanCo)
Cardiovascular Disease Ontology (CVDO)	Cell Behavior Ontology (CBO)	Cell Culture Ontology (CCONT)
Cell Cycle Ontology	Cell Expression, Localization, Development and Anatomy Ontology (CELDA)	Cell Line Ontology (CLO)
Cell Ontology: designed as a structured controlled vocabulary for cell types	Cellular Microscopy Phenotype Ontology (CMPO)	Chemical Analysis Ontology (CAO)
Chemical Entities of Biological Interest (ChEBI)	Chemical Information Ontology (CHEMINF)	Chemical Methods Ontology (CHMO)
CHRONIOUS Ontology Suite	Cigarette Smoke Exposure Ontology (CSEO)	Clinical Data Integration Model (CDMO)

续表

Clinical Narrative Temporal Relation Ontology (CNTRO)	Clinical Trial Protocol Ontology (CTP-O)	Clusters of Orthologous Groups (COG) Analysis Ontology (CAO)
Cognition-Guided Surgery (CGS) Ontology	Cognitive Paradigm Ontology (COGPO)	Common Anatomy Reference Ontology (CARO): anatomical structures in all organisms
Common Core Ontologies (CCO)	Common Core Cyber Ontology (C3O)	Communication Standards Ontology (CSO)
Comparative Data Analysis Ontology (CDAO)	Computational Neuroscience Ontology (CNO)	Computer Aided Engineering Modeling Language Ontology (CAEMLOnto)
Computer-Based Patient Record Ontology (CPRO)	Conceptual Model Ontology (CMO)	Core Data Integration Model (CDIM)
Coriell Cell Line Ontology	CPR Ontology for the Institute of Medicine's (IOM) Computer-Based Patient Record Ontology	DARPA Causal Explanation (CauseEx) Program
Data Model for Representing Biographical Information for Prosopography (Bio-CRM)	Diabetes mellitus Diagnosis Ontology (DDO)	Diabetes Mellitus Treatment Ontology (DMTO)
Document Act Ontology (D-Acts)	Drug Interaction Ontology (DIO)	Drug Ontology (DrOn)
Drug-drug Interaction Evidence Ontology (DIDEO)	Drug-drug Interaction Ontology (DINTO)	Dynamic Earth Sciences Ontologies: Process and Event Ontologies
Eagle-I Research Resource Ontology (ERO)	Economics Ontology (EcO)	Electrocardiography Ontology (ECG)

Eligibility Criteria Ontology (EC-O)	Email Ontology	Emergency Incident Data Document (EIDD) Ontology - Emergency Data Language Ontologues - EDXL-DE Distribution Element - EDXL-RM Resource Messaging - EDXL-HAVE (Hospital Availability Exchange)
Emotion Ontology (EMO): an ontology to describe affective phenomena	ENanoMapper (ENM)	Environment Ontology
Epidemiology Ontology (EPO)	Epilepsy and Seizure Ontology (EPSO)	Event-Based Functional Behavior Ontology (EFBO)
European Materials Modeling Ontology (EMMO)	Event-Based Ontology for Historical Description (EOHD)	Evolution Ontology (EO)
Experimental Factor Ontology (EFO)	(EXperimental ACTions) Biomedical Protocol Ontology (EXACT2)	Exposé: an ontology for data mining experiments
eXtended Formal Ontology (XFO)	Fission Yeast Phenotype Ontology (FYPO)	Flower-Visiting Domain Ontology (FV)
Known Flower-Visiting Group Domain Ontology (KFG)	Flower-Visiting Behavior Application Ontology (FVB)	Observation-Date Application Ontology (OBD)

Flybase Drosophila Anatomy Ontology (DAO)	Flybase Drosophila Phenotype Ontology (FYPO)	Feedback Intervention Ontology (FIO)
Food Ontology (FoodOn)	Foundational Model of Anatomy (FMA)	Framework for Semantic Workflow Composition in the Geology Domain
Gastrointestinal Endoscopy Ontology (GIEO)	General Information Model (GIM)	Gene Ontology (GO)
Gene Regulation Ontology (GRO)	Genomic Epidemiology Ontology (GenEpiO)	Genomic Feature and Variation Ontology (GFVO)
Global Electronic Health Record Ontology (G-EHR-O)	Gestalt: Federated Access to Cyber Observables for Detection of Targeted Attack	Health Data Ontology Trunk (HDOT)
Hemocomponents and Hemoderivatives Ontology (HEMONTO)	Host Pathogen Interactions Ontology (HPO)	Human Disease Ontology (DOID)
Human Activity and Infrastructure Foundry (HAIF)	Human Experience Realist Ontology (HERO)	Human Interaction Network Ontology (HINO)
Human Physiology Simulation Ontology (HuPSON)	Infectious Disease Ontology	Information Artifact Ontology (IAO)
Informed Consent Ontology (ICO)	Interaction Network Ontology (INO)	Interdisciplinary Prostate Ontology Project (IPOP)

International Center for Food Ontology, Operability, Data and Semantics (IC-FOODS) - uc_Eating: an ontology for the characterization of eating, drinking and otherwise consuming foods - uc_Food Drug Interaction Ontology: an ontology for the characterization of interactions between foods and drugs - uc_Milk: an ontology for the characterization of mammalian milks - uc_Processing: an ontology for the characterization of processing methods and the products they engender - uc_Sense: an ontology for the characterization of sensory perception, qualities, and attributes	Intracranial Aneurysm (ICA) Ontology	Knowledge Base of Biomedicine (KaBOB)
Knowledge Object Reference Ontology (KORO)	Library of Integrated Network-based Cellular Signatures	Knowledge Object Reference Ontology (KORO)
Lipid Ontology	Machine Learning Schema (ML-Schema) ontology	Major histocompatibility complex (MHC) Restriction Ontology (MRO)
Malaria Ontology (IDOMAL)	Manufacturing Supply Chain Ontology (MSCO)	Materials Ontology (MatOnto)
Mental Disease Ontology (MFO-MD)	Mental Functioning Ontology (MF)	Microbiology Ontology (MicrO)

Minimum Information Model for Patient Safety (MIMPS)	miRNAO: an Ontology Unfolding the Domain of microRNAs	Middle Layer Ontology for Clinical Care (MLOCC)
Military Ontology	Military Scenario Ontology (MSO)	MIRO and IRbase: IT Tools for the Epidemiological Monitoring of Insecticide Resistance in Mosquito Disease Vectors
Mission and Means Framework (MMF) Ontology	Modal Relation Ontology (MRO)	Model for Clinical Information (MCI)
Mouse Pathology Ontology (MPATH)	Name Reaction Ontology (RXNO)	Nanoparticle Ontology (NPO): Ontology for Cancer Nanotechnology Research
Neomark Oral Cancer Ontology (NEOMARK4)	NeuroPsychological Testing Ontology (NPT)	Neuroscience Information Framework - Neuroscience Information Framework Cell Ontology (NIFCELL) - Neuroscience Information Framework Dysfunction Ontology (NIFDYS) - Neuroscience Information Framework Standard Ontology (NIFSTD): a collection of OWL modules covering distinct domains of biomedical reality
Neural Electromagnetic Ontologies (NEMO): Ontology-based Tools for Representation and Integration of Event-related Brain Potentials	Nanoparticles Impact on Human Cell morphology Ontology (NIHCO)	New Upper Level Ontology
Next-Generation Biobanking Ontology (NGBO)	Next Generation Sequencing Ontology (NGSONTO)	Non-Coding RNA Ontology (NCRO)

NMR-Instrument Component of Metabolomics Investigations Ontology	Ocular Disease Ontology (ODO)	OncoCL-KB: Knowledgebase for Integration of Clinical and Molecular Cancer Data
OntoAlign++: A Combined Strategy for Improving Ontologies Alignment	OntoForInfoScience	Ontologies for Representing Surgical Procedure Models (OntoSPM)
Ontologized Minimum Information About BIobank data Sharing (OMIABIS)	Ontology for Adverse Events (OAE)	Ontology for Autism Spectrum Disorder
Ontology for Biobanking (OBIB)	Ontology for Biomedical Investigations (OBI)	Ontology of Chinese Medicine for Rheumatism (OCMR)
Ontology for Dengue Fever (IDODEN)	Ontology for Drug Discovery Investigations (DDI)	Ontology for Energy Investigations (OEI)
Ontology of Electronics (OOE)	Ontology for Functionally Graded Materials (OFGM)	Ontology for General Medical Science (OGMS)
Ontology of Cardiovascular Drug Adverse Events (OCVDAE)	Ontology of Genes and Genomes (OGG)	Ontology for Genes and Genomes - Mouse (OGG-MM)
Ontology of Genetic Disease Investigations (OGDI)	Ontology for Genetic Interval (OGI)	Ontology of Genetic Susceptibility Factor (OGSF)
Ontology for Guiding Appropriate Antibiotic Prescribing	Ontology for Laparoscopic Surgeries (LapOntoSPM)	Ontology of Microbial Phenotypes (OMP)
Ontology for MIcroRNA Target Prediction (OMIT)	Ontology for Newborn Screening and Translational Research (ONSTR)	Ontology for Next Generation Sequencing Experiments (NGS Ontology)

续表

Ontology-Based Operational Emergency Response (POLARISC)	Ontology for Pain and Related Disability, Mental Health and Quality of Life (OPMQoL)	Ontology for Periodontitis (PERIO)
Ontology of Arthropod Circulatory Systems (OArCS)	Ontology of Clinical Research (OCRe)	Ontology for Nutritional Studies (ONS)
Ontology for Parasite LifeCycle (OPL)	Ontology for Rehabilitation (Traumatic Brain Injury)	Ontology for Thoracentesis
Ontology of Biological and Clinical Statistics (OBCS)	Ontology for Cancer research variables (OCRV)	Ontology of Data Mining (OntoDM) - OntoDM Core - OntoDM KKD
Ontology of Datatypes (OntoDT)	Ontology of Experimental Variables and Values (OOEVV)	Ontology of Medically Related Social Entities (OMRSE)
Ontology of Social Participation (OPS)	Ontology of Vaccine Adverse Events (OVAE)	Ontology-Based Data Access (OBDA)
Ontology-Based eXtensible Data Model (OBX)	Ontology-Driven Information System (ODIS)/Ontology-Driven Scenario Generator (ODSG)	Open Security Ontology (OSO) Foundry
Operational Environment Ontology (OEO)	Oral Health and Disease Ontology (OHD)	Parasite Experiment Ontology (PEO)
Patient Safefty Categorial Structure (PS-CAST)	Petrochemical Ontology	PGxO Pharmacogenomics Ontology
Phenotypic Quality Ontology (PaTO): qualities of biomedical entities	Plant Experimental Assay Ontology (PEAO)	Plant Ontology (PO)

Plant Trait Ontology (PTO)	Pneumonia Ontology	Ponte Ontology Platform (PONTE)
POLARISC Emergency Response System Ontology	Population and Community Ontology (PCO)	Population Health Record (PopHR)
Porifera Ontology (PORO)	Pre-Eclampsia Ontology (PEO)	Prescription of Drugs Ontology (PRDO)
Product Service System (PSS) Ontology	Proper Name Ontology (PNO)	Protein-Ligand Interaction Ontology (PLIO)
Proteomics Data and Process Provenance Ontology (ProPreO): bioinformatics for glycan expression	Protein Ontology (PRO): protein types and modifications classified on the basis of evolutionary relationships	Provenir ontology for provenance modeling
Public Safety and Emergency Management (PS/EM) Communications Ontology	Quality of Service (QoS) Ontology	Relations Ontology (RO)
RNA Ontology (RnaO): RNA features, interactions and motifs	Rock Plastic Deformation (RPD) ontology	Role Ontology (ROLEO)
Saliva Ontology (SALO)	Schistosomiasis Process Ontology (IDOSCHISTO)	Scientific Evidence and Provenance Information Ontology (SEPIO)
Semantic Electronic Health Record (SEHR) Model from Linked2 Safety	Senselab Ontology with applications to Neuro nDB and BrainPharm	Semanticscience Integrated Ontology (SIO)
Semantic LAminated Composites Knowledge management System (SLACKS)	SMART Protocols: SeMAntic RepresenTation for Experimental Protocols	Sentinel: Platform for Semantic Enrichment of Social Media Streams

续表

Sequence Ontology (SO): features and properties of nucleic sequences	Situation Awareness Ontology (SAO)	Skin Physiology Ontology (SPO)
Sleep Domain Ontology (SDO)	Software, Disabilities and Competences Ontology (SODIC)	Software Ontology (SWO)
Spatial Graph Adapter (SGA) Ontology Design Pattern	Spatiotemporal Ontology for the Administrative Units of Switzerland (SONADUS)	Special Nuclear Materials Detection Ontology (SNM-DO)
Statistics Ontology (STATO)	Subcellular Anatomy Ontology (SAO) of NCMIR	Suggested Ontology for Pharmacogenomics (SO-Pharm)
Surface Water Ontology (SWO)	Taxonomy for Rehabilitation of Knee Conditions (TRAK)	Time Event Ontology (TEO)
Translational Medicine Ontology (TMO)	Tumour-Node-Metastasis Ontology (TNM-O)	(Microbial) Typing Ontology (TypOn)
United Nations SDG (Sustainable Development Goals) Ontology Framework	United Nations System Document Ontology (ONTO-UNDO)	Universal Core Semantic Layer
Vaccination Informed Consent Ontology (VICO)	Vaccine Ontology (VO)	Vital Sign Ontology (VSO)
Volcanism Ontology (VO)	Xenopus Anatomy Ontology (XAO)	yOWL: ontology-driven knowledge base for yeast biologists
Zebrafish Anatomical Ontology (ZAO): anatomical structures in D. rerio		

表 8.2　BFO 的用户（截至 2018 年 8 月 22 日，数据来源 http://basic-formal-ontology.org/users.html）

Air Force Research Laboratory, Rome, New York	Allotrope Foundation: Rethinking Scientific Data	AstraZeneca - Clinical Information Science
Autodesk	Berkeley Bioinformatics Open-Source Projects（BBOP）	Biomedical Knowledge Engineering Lab at Seoul National University（SNU BiKE）
Brain Operation Database（BODB）	Center for e-Design	CTSAconnect
CUBRIC	Darwin Core（DwC）	DOQS: Data-Oriented Quality Solutions
DSpace at NTNUA	Dumontier Lab	eagle-i Research Resource Ontology
Ecole polytechnique federale de Lausanne（EPFL）	Elsevier Smart Content Strategy	eNanoMapper
EuPath Ontology	Extensible Neuroimaging Archive Toolkit（XNAT）	Good Ontology Design（GoodOD）
HIGHFLEET	Influenza Research Database（IRD）	Institute for Defense Analysis
INRIA Lorraine Research Unit	Japan Advanced Institute of Science and Technology（JAIST）	Johns Hopkins University Applied Physics Lab
Kobe University, Graduate School of Medicine, Department of Sociomedical Informatics	L3 Data Tactics Corporation	Language and Computing

Bought by Nuance	Medical University Graz-Institute of Medical Informatics, Statistics and Documentation	National Center for Multi-Source Information Fusion
Ontology Research Group at the New York State Center of Excellence in Bioinformatics & Life Sciences - Ontology, Logic and Technology Unit - Qualitative Spatiotemporal Reasoning Unit	Referent Tracking Unit	TRADOC Operational Environment Center
SAIC	OntoCAT	OntoCOG
OntoMaton	openEHR	Open Access Journals Integrated service System Project（GoOA）
Open PHACTS	OSTHUS	Praxis: EMR research on interoperability and query of clinical records
REMINE	Saitama University - Faculty of Liberal Arts	Science Applications International Corporation （SAIC）
Science Commons-Neurocommons	Securboration	Skeletome
SMART Protocols	U.S. Geological Survey （USGS）- Center of Excellence for Geospatial Information Science （CEGIS）	University of Arkansas, Biomedical Informatics, Medical Center, Little Rock

University of Augsburg - Computer Science - Software Methodologies for Distributed Systems	University of South Alabama - School of Computing - South Biomedical Informatics (SBI) Research Group	University of Texas Southwestern Medical Center
University of Washington - Structural Informatics Group (SIG)	Virus Pathogen Resource (ViPR)	VIVO: An interdisciplinary national network enabling collaboration and discovery between scientists across all disciplines
Volley: AI-powered learning hub		

示例：基础医学本体

从基础医学本体（the Ontology for General Medical Science, OGMS）官方网站的主页，可以了解到 BFO 的影响以及本书介绍的关于本体定义的建议，该定义使用了"An A is a B that Cs"的亚里士多德式定义结构：

基础医学本体（OGMS）是关于临床过程所涉及实体的本体。OGMS 包括医学领域中非常普遍的术语，包括"疾病""失调/紊乱""疾病病程""诊断""患者"和"医护人员"。OGMS 使用基本形式化本体（BFO）作为顶层本体。OGMS 的范围仅限于人类，但许多术语可应用于各种生物体。OGMS 提供了一种形式化的疾病理论，以供特定疾病本体进一步阐述[18]。

从本体论观点来看，临床医学领域极具挑战。临床术语经常存在着不一致性、模糊性，并且高度依赖于具体学科的语境。OGMS 的设计初衷是提供一个形式化的、明确的、非冗余的、非模糊的临床术语的表征，来初步解决这些难题。OGMS 不是疾病本体，而是一个参考本体。它包含疾病基础理论的核心术语，以及临床中广泛使用的、从不同侧面描述疾病的术语的形式化定义。目前，它用做不同疾病和疾病族类的本体模块的框架。

OGMS 使用亚里士多德式定义结构对所有实体进行定义，如体质性遗传紊乱（constitutional genetic disorder）的例子，这种紊乱遍及整个有机体，如图8.1 所示，是一个由 Protégé 产生的 OGMS 部分内容的可视化展示，OGMS 将*体质性遗传紊乱*表征为*遗传紊乱*的子类，而*紊乱*本身又是 OGMS:*disorder* 的子类。

图 8.2 展示了 OGMS 所表征的*体质性遗传紊乱*的一个 OWL 片段。注意，在第五行中使用的 RDFS 为：

<rdfs:subClassOfrdf:resource= "&obo;OGMS_0000047" />

因为 OGMS_0000047 是"遗传紊乱"的数字标识，这行代码表达了在 OGMS 中，"体质性遗传紊乱"是"遗传紊乱"的一个子类（子类型或亚类）。

图 8.3 显示了 Protégé 生成的 OGMS 层次结构的一部分，其中包含了*体质性遗传紊乱*。它显示了后者如何在本体中追溯到 BFO 的*物质实体*，并从那里追溯到*自在常体*。OGMS 还使用了关系本体。

图 8.4 显示了"紊乱"如何融入 OGMS 的结构中，以及如何通过关系连接本体的其他核心术语，包括在临床医学中最普遍的术语。OGMS 对这些术语提供了一套连贯一致的定义，这些定义建立在将疾病作为某种力量或潜力的观点之上——简单来说，是指显现体征和症状的潜力。疾病存在于生物体中的原因是该有机体的生理紊乱，例如功能紊乱的肝脏或功能紊乱的肺。这些力量或潜力就是 BFO:*倾向*，所以，OGMS 所遵循的普遍观点认为，疾病是一种特殊类型的倾向，并能通过 *is_a* 层次结构向上追溯到 BFO:*特定他在常体*（如图 8.5 所示）。

OGMS 的设计初衷是用于描述临床过程中所涉及的实体的框架。即描述：具体类型的生理紊乱如何与患者的异常倾向发生关联、倾向在病理过程中得以实现（展现自己）、及被临床医生在临床上识别为体征或症状并记录在临床信息系统中。临床应用本体扩展 OGMS 的方式是，对特定关注领域的基本分类及关系结构进行细化。此类 OGMS 扩展的例子包括传染病本体（Infectious Disease Ontology, IDO）、睡眠领域本体（Sleep Domain Ontology, SDO）、医学相关社会实体本体（Ontology of Medically Relevant Social Entities, OMRSE）、生命体征本体（Vital Sign Ontology, VSO）、精神疾病本体（Mental Disease Ontology, OPMD）、神经疾病本体（Neurological Disease Ontology, ND）、不良事件本体（Adverse Event Ontology, AEO）、新生儿筛查本体（Ontology for Newborn Screening, ONSTR）、药物本体（Drug Ontology, DrOn）、临床信息模型（Model for Clinical Information, MCI）、眼部疾病本体（Ocular Disease Ontology, ODO）、口腔健康和疾病本体（Oral Health and Disease Ontology, OHDO）、精神功能本体（Mental Functioning Ontology, MFO）和心血管疾病本体（Cardiovascular Disease Ontology, CDO）[19]。

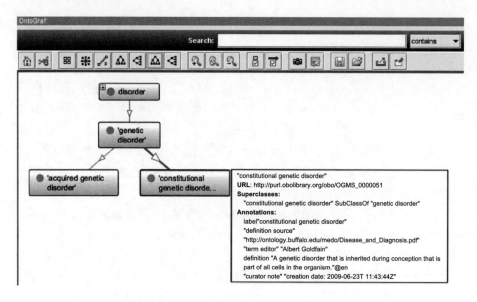

图 8.1 OGMS 中体质性遗传紊乱的部分内容的 Protégé 可视化展示

```
<!-- http://purl.obolibrary.org/obo/OGMS_0000051 -->

<owl:Class rdf:about="&obo;OGMS_0000051">
  <rdfs:label
    >constitutional genetic disorder</rdfs:label>
  <rdfs:subClassOf rdf:resource="&obo;OGMS_0000047"/>
  <obo:IAO_0000117>Albert Goldfain</obo:IAO_0000117>
  <obo:IAO_0000119
    >http://ontology.buffalo.edu/medo/Disease_and_Diagnosis.pdf</obo:IAO_0000119>
  <obo:IAO_0000232
    >creation date: 2009-06-23T11:43:44z</obo:IAO_0000232>
  <obo:IAO_0000115 xml:lang="en"
    >A genetic disorder inherited during conception that is part of all cells in the organism.
      </obo:IAO_0000115>
</owl:Class>
```

图 8.2 OGMS 的 OWL 片段

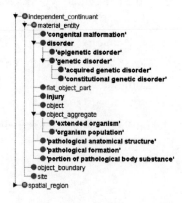

图 8.3 体质性遗传紊乱是一种自在常体

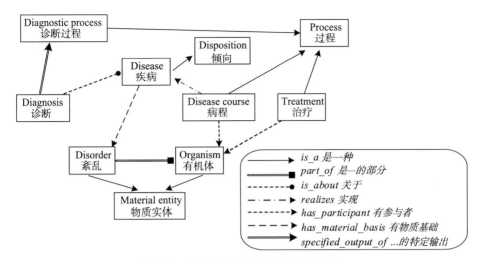

图 8.4 OGMS 的部分核心术语和关系

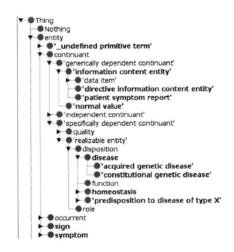

图 8.5 OGMS 中疾病是特定他在常体的子类型

传染病本体

  传染病本体（Infectious Disease Ontology, IDO）表征了超过 500 种与传染病相关的生物医学和临床方面的类型或共相。Protégé 生成的 IDO 元数据截图如图 8.6 所示。

  严格地讲，IDO 由一组本体组成，每个本体扩展了通用 IDO-Core，IDO-Core 本身又扩展自 OGMS，而 OGMS 则扩展自 BFO。IDO 本体集包含的扩展部分，即特定子领域本体，都与特定感染性病原体相关，如 IDO- 布鲁菌病、IDO- 登革热、IDO-HIV、IDO- 感染性心内膜炎、IDO- 流感、IDO- 疟疾、IDO- 金黄色葡萄球菌、IDO- 疟疾、IDO- 金黄色葡萄球菌和 IDO- 肺结核，以及 IDO-疫苗[20]。

图 8.7 展示了 Protégé 中 IDO 的一个片段；图 8.8 则展示了术语"病原体（pathogen）"的位置，它在 IDO 本体中的定义是具有致病倾向的物质实体。在左侧列中的这个术语旁边的圆圈包含一个等价符号（≡），意味着在该术语和其他某个表现为形式化定义的术语等价，此处的例子是：

material entity and has disposition some pathogenic disposition

物质实体且有某些致病倾向

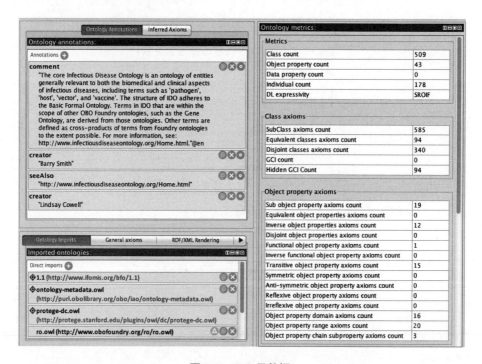

图 8.6　IDO 元数据

指称等价关系的这种方式，也被本体学家用来断言不同本体中术语之间的同义关系。

在某领域本体中复用其他领域本体的术语是一个非常好的习惯，例如，其中的术语"物质实体"就复用自 BFO。IDO 也复用了其他权威领域本体中很多术语来完成其定义的制定，例如来自 OGMS 的"紊乱（disorder）"、来自 CHEBI 的"分子实体（molecular entity）"及来自基因本体 GO 的"大分子复合体（macromolecular complex）"。图 8.8 说明了 IDO 如何复用其他本体的术语，其中术语以字母数字标识符来展现（通过 Protégé 的 View 选项卡）。

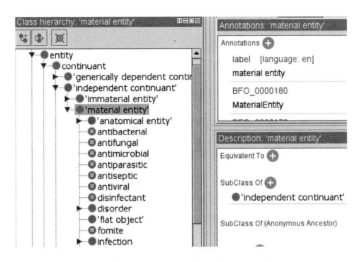

图 8.7　Protégé 中的一段 IDO 内容

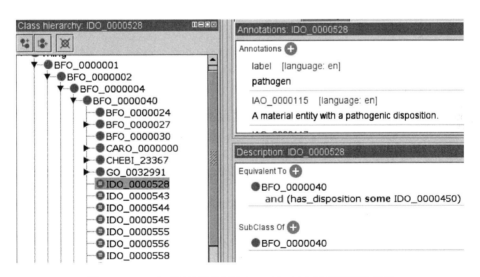

图 8.8　IDO 中"病原体"（IDO_0000528）的表征及其定义

信息工件本体

信息工件本体（Information Artifact Ontology, IAO）是基于 BFO 的关于

信息实体的本体，该本体的初衷是为了满足生物医学研究本体（Ontology for Biomedical Investigations, OBI）的开发者对科学研究中所涉及的不同种类的信息实体进行分类的需求，这些信息实体类型包括协议、数据库、实验记录和已发表的文献等[21]。IAO 关注信息的实物持有者（书籍、硬盘、影像片和交通信号灯）、信息内容实体本身（书中的语句、磁盘上的 XML 文件，地图上的符号，交通灯指示的方向），制造和消费信息内容实体的过程（写作、文档化、编码、绘图、客户端 - 服务器处理）以及这些实体之间的关系 [*关于*（*is_about*），*指称*（*denotes*），*翻译自*（*is_translation_of*）等]。

IAO 基本思想是：信息内容实体和其他事物通过"关于（about）"它们或指称（denoting）它们来进行关联。信息内容实体是 BFO 中的"普遍他在常体"的子类型。例如本书所传达的理念、表和图就是信息内容实体的例子，而这些信息内容实体指称的是其他事物，诸如 OWL 和 RDF 语言、各种本体和其他各种类型的实体。而在你手中这本书的印刷版，则是这些信息内容实体的物质持有者（material bearer）的一个例子。

图 8.9 展示了 IAO 对*标量测量数据*（*scalar measurement datum*）的处理，它遵循亚里士多德式结构模板定义，一个测量数据包括两个部分：数字和计量单位。

图 8.10 展示了 IAO 的其中一个数据属性：*有测量值*（*has_measurement_value*），它的定义域为 IAO_0000032：*标量测量数据*，值域为*浮点型*（*float*）。因此，*有测量值*（*has_measurement_value*）是*标量测量数据*和*浮点型数据*之间的关系。这个关系是函数型的，即表示每一个标量测量数据体有且只有一个浮点型的测量值。

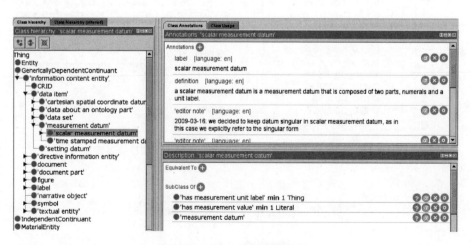

图 8.9　IAO：*标量测量数据*

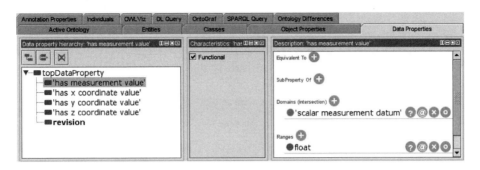

图 8.10 IAO 的有测量值（has_measurement_value）数据属性

情感本体（MFO-EM）

情感本体（Emotion Ontology, MFO-EM）是精神功能本体（Mental Functioning Ontology, MFO）的扩展，涵盖了 BFO 框架中的心理过程（如思维）和倾向（如记忆）等实体[22]。情感本体（MFO-EM）包含有超过 850 个术语，表征了诸如情感、情绪、评估和主观感受等情感现象领域的共相[23]。本体的各个方面都植根于 BFO，比如在定义情绪行体及其子类型愤怒、快乐等的时候，就使用了 BFO:行体。类似地，在 MFO-EM 中，诸如爱和恨等情感倾向也被归类为 BFO:倾向的子类型。

图 8.11 展示的一个 MFO-EM 内容片段是关于情感行体:悲伤。

图 8.12 展示了 MFO-EM 采用和其他遵循 OBO 工场原则的本体类似的方式，使用了很多第 7 章中所描述的关系。

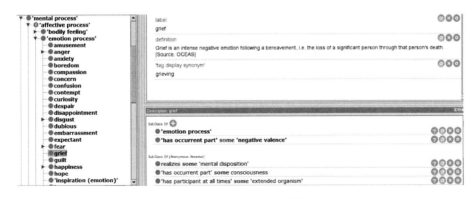

图 8.11 MFO-EM：悲伤

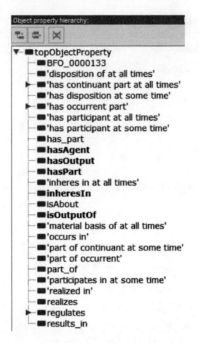

图 8.12　MFO–EM 中使用的 BFO 关系

互操作性带来的便利

贯穿本书,我们一直强调,信息系统的互操作性给当下这个数据激增的世界所带来的好处。通过促使本体在构建术语时复用彼此的术语(如当制定定义时),BFO 有效推进了互操作性。这不仅推动了本体本身的整合,也促进了使用这些本体的术语进行注释的数据主体的整合。有些查询,只对单个数据主体执行时无法获得答案,但是使用相同本体注释这些数据主体并进行整合之后,执行查询往往却能获得答案——基于这样的处理之后,对于基于本体的查询来说,多个异构的数据体就成为统一的查询目标了。

在第 5 章中,我们讨论了 OBO 工场项目,即"以创建生物医学领域的正交的、可互操作的参考本体集为目的,遵循一系列本体开发原则,以基于科学的本体开发者为主要参与对象的合作实验"[24]。使用 BFO 并遵循本书中介绍的构建原则,不但是 OBO 工场所提倡的方法论的一部分,同时也被诸如 OGMS、IAO、MFO、MFO-EM 等 OBO 工场的候选本体以及其他很多本体所采用。由此产生一个不断扩展的虚拟框架,为我们在生物临床数据的茫茫海洋中指引方向。

关于 OWL，RDFS 和 RDF 的延伸阅读

Baader, Franz, Diego Calvanese, Deborah L. McGuinness, Daniele Nardi, and Peter F. PatelSchneider. The Description Logic Handbook: Theory, Implementation and Applications. Cambridge:Cambridge University Press, 2010.

Cimiano, Philipp, Christina Unger, and John McCrae. Ontology-Based Interpretation of Natural Language. San Rafael, CA: Morgan & Claypool, 2014.

Hitzler, Pascal, Markus Krötzsch, and Sebastian Rudolph. Foundations of Semantic Web Technologies. Boca Raton, FL:Chapman & Hall, 2009.

Horrocks , Ian . "Ontologies and the Semantic Web. " Communications of the ACM 51 (12) (2008): 58–67 .

Robinson, Peter N., and Sebastian Bauer. Introduction to Bio-ontologies. New York: Chapman and Hall/CRC, 2011.

Zhou, Yujiao, Bernardo Cuenca Grau, Ian Horrocks, Zhe Wu, and Jay Banerjee."Making the Most of Your Triple Store: Query Answering in OWL 2 Using an RL Reasoner." In Proceedings of the 22nd International Conference on World Wide Web (WWW 2013), ed. Ian Horrocks, 1569–1580. London: Elsevier, 2013.

附录：关于本体实施的语言、编辑器、推理机、浏览器、支持复用的工具

网络本体语言

如我们所见，网络本体语言（Web Ontology Language，OWL）是一组知识表征语言，是编写本体的基本的计算机可实现语言。OWL 语言基于逻辑描述。尽管一阶逻辑的设计初衷是用于规范语句的形式化结构及其存在的详细推理关系，而描述逻辑的设计目的是在表达更少的推理关系的同时，对命题和概念的内容提供更多的信息（物质的和形式化的）。描述逻辑能表达更多信息，所以对于知识表征和本体目的更有用武之地；而且又能有限地表达推理信息，以便于计算机处理。

编辑器：Protégé 和 OBO 编辑器

OWL 编程语言和描述逻辑在与直接交互方面较为复杂，促使了本体创作和编辑软件的开发。该类工具中，Protégé 应用最广泛，它支持 OWL 格式，基于 Java 编程语言实现。Protégé 提供了统一的本体查看和编辑体验，允许用户从对话框中选择命令、关系等，使用日常语言输入定义和其他信息，不要求用户十分熟悉特定版本的 OWL 语法和命令。从 http://protege.stanford.edu/ 可以免费获得该软件、教程和其他用户信息。OBO-Edit 是另一个重要的本体编辑器，用于阅读和编辑 OBO 生物学本体文件格式的本体。OBO-Edit 的更多信息可在 http://oboedit.org 获取。

推理机

语义推理机（或简称*推理机*）是用来推断本体中断言的结果的软件。当使用某种 OWL 语言（例如通过 Protégé 或 OBO-Edit 等编辑器）来实现本体时，本体中输入的大量信息可理解为公理或断言的显式结构。推理机使用逻辑规则从这些公理或断言中获得结论。即推理程序可以根据本体中的断言，确定本体中的共相或类之间新的关系（例如，基于传递性追溯本体中的

是一种或是 ... 的部分关系）。这样的推理机可以用于检验本体中信息的一致性。与 OWL 配合使用的标准的推理机包括：Pellet（http://clarkparsia.com/pellet/），FaCT++（http://owl.man.ac.uk/ factplusplus/）和 HermiT Owl 推理机（http://hermit-reasoner.com/）。

浏览器

本体浏览器是支持单个本体的可视化和浏览以及同时对多个本体查询和比较的工具。Bioportal（（http:// bioportal.bioontology.org）是生物和生物医学领域的功能全面的本体浏览器，支持用户在现有庞大且不断增长的本体储存库中方便地搜索和浏览术语。另一个工具是密歇根大学医学院的 Ontobee（http://www.ontobee.org/），它是 OBO 工场库的所有本体的默认链接本体数据服务器。正如其官方网站上所述，Ontobee "旨在促进本体数据的共享、可视化、查询、整合和分析"。Ontobee 能将本体术语 URI 动态解析并呈现为：(a) 支持用户友好的互联网浏览和导航的 HTML 网页；(b) 供语义网应用程序使用的 RDF 源代码[1]。从本体设计的目的来说，本体浏览器非常重要，因为它能帮助潜在的设计者对现有本体进行调查，避免做重复的工作。本体浏览器支持多个本体中的单个术语条目的比较，方便进行质量控制、检查哪些本体具有最佳或最科学、准确的信息。其他浏览器包括基因本体术语和注释的浏览器（http://www.ebi.ac.uk/QuickGO/）QuickGo 和本体查找服务（Ontology Lookup Service）（http://www.ebi.ac.uk/ontology-lookup/）。

支持复用的工具

虽然本体浏览器能方便用户搜索和复用已有本体的工作，但他们本身仍然不能替用户直接将已有本体中的相关数据复制到目标本体中。针对这个问题，研究者们已经开始开发一些软件，其具体目标是整合现有的本体的部分内容（可能是使用本体浏览器所发现的）到别处使用。例如，OntoFox 项目是基于外部本体术语引用最小信息（minimum information to reference an external ontology term，MIREOT）原则，其目标是确保应用本体设计人员可能并高效地使用已有的参考本体，而不是为每个新的应用程序从头创建新的内容[2]。此外，OntoFox 工具（http://ontofox.hegroup.org/introduction.php）还能基于顶层（最普遍）和底层（最具体）术语的规范，对已有本体中感兴趣章节的专业分类表进行选择和检索。

词汇表

十全主义（Adequatism）

该观点认为,任何给定领域内的实体应该基于其自身表达方式予以重视（与还原论相反）。充分原则的目标是公正平等对待客观现实中存在的各种不同的实体;参见**本体设计的一般原则**。

所有 - 某些结构（All-some structure）

该结构适用于**共相**之间的关系,如果共相 C 对共相 D 具有某种关系 R,则在所有相关时间,所有 C 的相关实例必须对 D 的某些实例具有相关实例级关系。

亚里士多德式定义结构（Aristotelian definitional structure）

该定义具备"A 是具有 Cs 特征的 B"的基本形式,其中"A"是被定义项,即被定义的术语;"具有 Cs 特征的 B"是定义内容,即定义的表述;而"C"是差异性陈述,即说明是什么使得 B 的实例能成为 A（必须具备这些 B 的特征才能成为 A）。

基本形式化本体（Basic Formal Ontology,BFO）

顶层（或上层）本体由**常体**和**行体**组成,用来支持（尤其是来自科学研究的）数据整合。BFO 特意设计得非常小,以便为不同领域科学家开发的领域本体提供通用顶层范畴的一致性表征。BFO 基于一个通用的顶层结构,帮助领域本体学家实现多个领域本体的互操作。

范畴（Category）

形式化的（即领域中立的）**共相**,如实体、常体、行体等。

类（Class）

属于给定普遍**术语**的所有殊相的最大集合;也称为术语的外延（或该术语

所指称的共相）。

常体（Continuant）

历经时间的实体，包括：①物体；②性质和倾向；③这些实体在任一时间所占据的空间域。常体和行体是 BFO 的两个顶层范畴（共相）。

常体名义边界（Continuant fiat boundary）

一种零维、一维和二维的**非物质实体**，且没有空间域部分。直观地说，常体名义边界是某物质实体的边界，它准确地存在于该物体与其周围环境相接的位置。

受控词表（Controlled vocabulary）

用于促进数据一致性描述和检索的首选术语的集合。

定义类（Defined class）

不符合任何共相、依据某特征组合而被归为一类的**个体**的集合。

描述逻辑（Description logic，DL）

用于形式化的知识表征为目的的一**阶逻辑**（FOL）语段，具有比 FOL 更高效的决策属性。另参见 Web 本体语言（OWL）

倾向（Disposition）

一种**可实现实体**（一种力量、潜力或趋势），其存在是因为（作为其持有者的）**自在常体**的物理构成具有的某些特征。

领域（Domain）

依据科学学科（如细胞生物学或电子显微镜学）或者知识兴趣领域（如世界大战或邮票收集），对客观现实划定的部分或范围。

领域本体（Domain ontology）

参见**本体**，**领域**

实体（Entity）

任何存在的事物。

认识论的唯心主义（Epistemological idealism）

参见唯心主义。

可误论（Fallibilism）

该观点认为，即使当前的科学理论是表达客观实在真理的最佳来源，然而，在任何阶段当前最好的知识仍然可能存在错误。参见**本体设计的一般原则**。

名义物体部分（Fiat object part）

一种**物质实体**，是某个更大物体的真子部分，但它与该物体的其他部分的界限划分并不是基于任何物理隔断（因此其本身并不是一个物体）。例子有：你的上躯干，地球的西半球。

一阶逻辑（First-order logic, FOL）

使用谓词、常量和变量、量词（全部、部分、无）和逻辑连接词（与、非、或、实质蕴涵）的一种形式语言和推理系统；也称为一阶谓词逻辑。另参见**描述逻辑（DL）**。

基础关系（Foundational relations）

BFO 的基础关系，尤其指"*是一种（is_a）*"（即"是 ... 的子类型"）和"是 ...（整体）的部分"关系。

功能（Function）

一种可**实现实体**，其实现是其持有者的最终的或目标导向的活动，其存在于持有者的原因是由于自然选择（在生物实体的情况下）或有意设计（在工件的情况下）而具有某种物理构成。

本体设计的一般原则（General principles of ontology design）

在本体设计的每一个过程中所应用的原则，包括实在论、观相主义、适当主义、可误论、开放世界假设和低果先摘原理。

普遍他在常体（Generically dependent continuant）

一种**常体**，其依赖于一个或多个其他**自在常体**，并可以通过复制过程从一个持有者迁移到另一个持有者。我们可以把普遍他在常体看作是由作者或设计者创造的、或者（在 DNA 序列的情况下）通过进化过程而产生的一类复杂的常体模式。

粒度（Granularity）

对客观现实的认知层次的不同，例如生物学领域的细胞、器官、生物体和种群的不同层次。见**观相主义**。

历史（History）

是一种 BFO:*过程*，它是物质实体或位域占据的时空域内发生过程的总和。

唯心主义（Idealism）

我们的观念、思想和陈述不是关于客观现实的，而是关于某些精神或创造的对象（各种所谓的外观、概念、理念或模型）。对于唯心主义者来说，除了感觉、思想或概念之外，其他任何东西都不存在（或者，对于**认识论的唯心主义者**来说，什么都无法被认识）；另参见**实在论**。

非物质实体（Immaterial entity）

不包含任何**物质实体**作为其部分的一种**自在常体**。非物质实体主要分为两类：①边界和位域，包裹或划分物质实体的边界，会随着其物质持有者的移动、形状或大小的改变，其位置、形状和大小也会发生改变；②空间域，独立于物质实体而存在，因而不发生改变。

自在常体（Independent continuant）

作为性质持有者或过程参与者的一种**常体**。

自在常体能随时间保持其同一性，不因其部分得失、性质改变而发生变化。

个体（Individual）

见**殊相**。

依附于（Inherence）

一种单向依赖关系，关系前项是**特定**或**普遍他在常体**，关系后项是**自在常体**。**性质**、**倾向**和**角色**依附于自在常体。

实例（Instance）

参见**殊相**。

实例化（Instantiation）

存在于**殊相**和**共相**之间的关系。该殊相属于在相关方面类似的某殊相开放集合的成员之一；该殊相满足如果它不再是该共相的实例，则它也不复存在。

清单（Inventory）

一种表征性工件，包括用于跟踪（如产品仓库中的）所包含殊相的若干记录。

是一种（is_a）

子类关系，用于构建本体的主干分类层次系统。

低果先摘原理（Low-hanging fruit principle）

领域本体设计者应该从最简单易懂的（通常是琐碎的）主题特征开始着手。另参见**本体设计的一般原则**。

物质实体（Material entity）

一种**自在常体**，它具有某一份（some portion）物质作为其部分，在三维空间延展，并能在一段时间间隔内（即便很短）持续存在。物质实体的 3 种主要子类型为：**物体**、**名义物体部分**和**物体集**。

唯名论（Nominalism）

该观点认为不存在共相，与**哲学的实在论**的观点相反。另参见**表征主义**。

物体（Object）

一种**物质实体**，它①在三维空间上延展；②自成一体；且③最大限度地自连接。例子包括单个电池、笔记本电脑、有机体、行星、宇宙飞船。

物体集（Object aggregate）

一种**物质实体**,具有（确切地）两个或多个彼此分开的、没有共同部分的物体作为其部分。例子包括:一堆石头,一群细菌,一群鹅。

行体（Occurrent）

一种在时间上展现自己的实体。BFO 的行体范畴包括:①在其连续的时间阶段中展现自己的过程;②作为这些时间阶段的起点或终点的时间边界或界限;③这些过程所发生的**时间域**和**时空域**。**行体**和**常体**是 BFO 中两个顶层范畴（共相）。

一维常体名义边界（One-dimensional continuant fiat boundary）

一种**常体名义边界**,它是一条连续的名义上的线,其位置由相关的某**物质实体**所界定。例子包括某房产地块的边界,你的腰围。

一维空间域（One-dimensional spatial region）

具有一个维度的**空间域**,也称为空间线,基于某个参考系定义;例如,经度线和纬度线。

一维时间域（One-dimensional temporal region）

在时间上延展的**时间域**。它有其他时间域作为其部分。一维时间域是过程发生或展开的时间区域。

本体实在论（Ontological realism）

认为科学所发现的关于客观现实的普遍真理是建立在共相基础上的;共相是客观现实中实体的共同特征和特性,并基于这些特征和特性划分为相似的群组;比较**唯名论**、**表征主义**。

本体（Ontology）

一种表征性工件,包括一个作为其真子部分的专业分类表,用来表征共相,定义类,及其之间关系的某种组合。另参见**本体论**,**哲学**。

本体,应用（Ontology, application）

应用本体是为完成某特定任务而创建的本体。见**本体**,**参考**。

本体,领域(Ontology, domain)

领域本体是对某个**领域**进行描述和分类的本体。

本体(论),形式化(Ontology, formal)

对客观现实中所有领域通用的共相、关系和结构的研究;也指类似 BFO 这样的上层本体。

本体(论),物质(Ontology, material)

对客观现实中某特定领域的共相、关系和结构的研究;有时用作"**领域本体**"的同义词。

本体论,哲学(Ontology, philosophical)

关于存在的理论——关于客观现实中的实体种类以及这些实体之间的相互关系的研究;也称为形而上学。哲学本体论的目标是对客观现实的基本结构提供清晰、一致、严谨的解释。

本体,参考(Ontology, reference)

一种旨在为给定领域中的实体提供全面表征的本体,包含已确立的知识(类似科学教科书包含的)的术语内容。

本体,顶层(或上层)(Ontology, top-(or upper-)level)

包含高度概括的范畴和关系的本体,这些范畴和关系是基于各特定领域本体所表征的共相归纳而成。

开放世界假设(Open-world assumption)

该假设认为:构建本体或类似本体的资源,纳入所发现的知识,是一个永无止境的过程;因此在任何阶段都无法保证已经发现了全部信息。所以,不应基于系统未记录的断言得出任何结论。见**本体设计的一般原则**。

参与(Participation)

物质实体与**过程**之间的关系,且前者参与后者。

殊相（Particular）

客观现实的（不可重复的）个体（共相的实例）；所有殊相都与某共相存在例示关系；每一个殊相占据一个独有的时空位置。

殊相 - 殊相关系（Particular-particular relation）

一个殊相和另一个殊相之间的关系；也称为实例级关系；例如：玛丽的腿是玛丽的**部分**；参见**关系**。

观相主义（Perspectivalism）

该观点认为，客观现实过于纷繁复杂，是单一科学理论所无法穷尽的；而且，不同的科学理论可以同样准确地表征同一客观现实。例如，因为这些不同学科将同一个客观现实划分为不同粒度层次。参见**本体设计的一般原则**。

复用原则（Principle of reuse）

本体应尽可能复用已创建的本体内容的原则；参见**本体设计的一般原则**。

过程（Process）

因为出现或发生而在时间上存在的一种行体，具有时间部分，且总是依赖于一个或多个作为参与者的自在常体。

过程边界（Process boundary）

一种**行体**，是**过程**的瞬时时间边界。

性质（Quality）

一种特定**他在常体**，如果它依附于某实体，则在该实体中被充分显现、体现或实现。性质存在的前提是一个或多个自在常体也必须存在。例子包括肾脏的质量、这一份血液的颜色和手的形状。

实在论（Realism）

该观点认为思想、经验和知识是（可能是部分的和错误的）关于客观现实的。在设计本体的整个过程中，这类观点要作为总原则牢记于心；参见**本体设计的一般原则**。

可实现实体（Realizable entity）

一种特定他在常体，至少有一个自在常体作为其持有者，且它的实例可以在其持有者参与的特定相关类型的关联过程中被实现（表现、实现、执行）。

自反性（Reflexivity）

关系 R 的属性，满足如果任何事物对另一事物有 R 关系，则该物对它自己也有 R 关系。例如，关系"和 ... 一样高"具有反射性，因为当约翰和吉尔一样高时，他也和自己具有同样的关系。

关系（Relation）

两个或多个实体关联或连接在一起的方式。

BFO 承认 3 种基本的关系：连接共相与共相、共相与殊相及殊相与殊相。

相关性质（Relational quality）

依附于两个或多个自在常体的性质。例如婚姻、债务、协议等。从 BFO 的观点来看，在约翰和玛丽、比尔和萨莉等人之间（且特定依赖于），既存在相关性质的共相婚姻，也存在这种共相的具体实例。

表征（Representation）

指称或指涉（is about）另一个或多个实体的实体。

表征性工件（Representational artifacts）

由某人生产并以他人可获取的形式提供的表征（如绘图、地图、书或计算机数据库）。

表征主义（Representationalism）

该观点认为，我们的感知、思想、信仰或模型和我们头脑中的概念（或理念或图像）直接相关，而与现实中的非精神实体间接相关。基于这个观点，我们实际认识的不是现实中的事物，而是我们体验和概念化这些事物的方式；参见唯心主义、实在论。表征主义者的知识解释该观点认为，知识表征的目的是表征概念或理念；参见表征主义、唯心主义、实在论。

角色（Role）

一种**可实现实体**，其①存在的原因是持有者处于特定的物理、社会或制度环境中，而这样的环境并非持有者所必需的；并且②不满足：一旦该可实现实体不复存在，则持有者的物理组成也会随之改变。因此角色总是非强制的。

语义互操作（Semantic interoperability）

在两个（或多个）数据或信息系统之间的一种属性。满足基于共同的、逻辑定义良好的本体来定义其术语，从而能实现每个数据或信息系统都能无缝地获取其他的数据或信息，就像使用其自身的数据和信息一样。

语义网（Semantic Web）

万维网（World Wide Web，WWW）是网页的互连系统，而语义网（SW）则是这些页面的内容（数据和信息）所组成的互连系统。SW 源于人工智能领域的思想，被认为是一种机器能够"理解"、并基于其含义对人类的复杂查询做出响应的系统，这也是称其为"语义"的原因。

位域（Site）

可以包含类似空气分子或生物等物体的一种非**物质实体**。

空间域（Spatial region）

部分空间的一种**常体**。当物体从一个地方移动到另一个地方时，它会在不同的时间占据一系列连续的不同的三维空间域。

时空域（Spatiotemporal region）

行体所在时空位置的一种**行体**。正如常体表征将空间视为物体及其性质所存在的容器那样，过程的行体表征也将空间和时间的组合视为过程展开的容器。

特定他在常体（Specifically dependent continuant）

一种**常体**，其存在严格依赖于某自在常体。前者对后者的这种依赖意味着，如果后者不复存在，前者也必然不复存在。参见**自在常体**、**普遍他在常体**。

对称性（Symmetry）

关系 R 的属性，满足如果某事物 A 对其他事物 B 存在 R，那么 B 也对 A 存在 R。例：如果 A 邻接于 B，那么 B 邻接于 A。

专业分类表（Taxonomy）

一种以图结构的形式呈现的表征性工件，其中的节点表示事物的种类（共相），边表示这些类型之间的子类型或子类（*是一种*）关系。最常见的专业分类表是对生物的分类：域、界、门、纲、目、科、属、种。

时间域（Temporal region）

部分时间的一种行体。

术语（Term）

用于表征世界上的某实体的名词或名词短语，可理解为一种语言符号。

术语集（Terminology）

用自然语言表述的、在某些领域中使用的、包含一系列术语及其完整定义的表征性工件。

三维空间域（Three-dimensional spatial region）

具有 3 个维度的一种空间域，也称为空间体；例如在任意给定时间内地球所占据的域。

顶层本体（Top-level ontology）

参见本体，顶层。

传递性（Transitivity）

关系 R 的属性，满足如果事物 A 对另外一个事物 B 有关系 R，而事物 B 对第 3 个事物 C 也有关系 R，则 A 也对 C 有关系 R。一个简单的例子是*比…高*。

二维常体名义边界（Two-dimensional continuant fiat boundary）

一种常体名义边界，是自连接的名义上的表面，其位置由相关的某物质实体所界定。如将某常体物体与周围环境分隔开的任一表面。

二维空间域（Two-dimensional spatial region）

具有两个维度的**空间域**，也称为空间面；例如地球表面所占据的域。

共相（Universal）

独立于思维的、可重复的客观现实的特征，它只由相应**殊相**（个体事物、实例）例示而存在，因此其存在也依赖于殊相。例如，两个共相红色和球，被躺在地板上一个红色的球所例示。所有殊相都与某个共相具有例示关系。共相是科学定律中的概括性术语所表征的各种实体。

使用与提述的区别（Use-mention distinction）

"使用名词短语来指称现实中的事物"与"提述相同的名词短语以论述该名词短语本身"之间的区别。

网络本体语言（Web Ontology Language, OWL）

语义网使用的一类语言。

零维常体名义边界（Zero-dimensional continuant fiat boundary）

是一个**名义点的常体名义边界**，其位置由相关的某物质实体所界定。例子包括北极点和地球的重心。

零维空间域（Zero-dimensional spatial region）

没有维度的**空间域**，也称为空间点；例如空间坐标系统的原点。

零维时间域（Zero-dimensional temporal region）

没有长度的一种**时间域**。零维时间域也称为时刻或瞬时，是过程边界所在的时间域。

书中提到的网络链接，包括本体、研究组、软件和推理工具

基本形式化本体	Basic Formal Ontology （BFO）	http://ifomis.org/bfo
基本形式化本体讨论组	Basic Formal Ontology Discussion Group	http://groups.google.com/group/bfo-discuss
细胞本体	Cell Ontology（CL）	http://obofoundry.org/cgi-bin/detail.cgi?id=cell
生物相关化学实体本体	Chemical Entities of Biological Interest （ChEBI）	http://www.ebi.ac.uk/chebi/
语言学和认知工程描述本体	Descriptive Ontology for Linguistic and Cognitive Engineering（DOLCE）	http://www.loa.istc.cnr.it/old/DOLCE.html
疾病本体	Disease Ontology（DO）	http://disease-ontology.org
情感本体	Emotion Ontology（EO）	http://www.ontobee.org/browser/index.php?o=MFOEM
解剖学基础模型本体	Foundational Model of Anatomy（FMA）	http://sig.biostr.washington.edu/projects/fm/
基因本体联盟	Gene Ontology（GO） Consortium	http://www.geneontology.org/

176

植物环境本体	Gramene Plant Environment Ontology	http://archive.gramene.org/db/ontology/search?id=EO:0007359
HL7 组织	Health Level 7（HL7）	http://www.hl7.org/
HermiT OWL 推理机	HermiT OWL Reasoner	http://hermit-reasoner.com/
人类表型本体	The Human Phenotype Ontology（HPO）	http://www.human-phenotype-ontology.org
传染病本体	Infectious Disease Ontology（IDO）	http://www.obofoundry.org/cgi-bin/detail.cgi?id=infectious_disease_ontology
信息工件本体	Information Artifact Ontology（IAO）	http://www.ontobee.org/browser/index.php?o=IAO
精神功能本体	Mental Functioning Ontology（MFO）	http://www.ontobee.org/browser/index.php?o=MF
ImmuneXpresso 项目	The ImmuneXpresso project	http://www.immport-labs.org/
世界卫生组织的国际疾病分类	International Classification of Diseases from the World Health Organization	http://www.who.int/classifications/icd/en/
应用本体实验室	Laboratory for Applied Ontology	http://www.loa-cnr.it/Location.html
医学主题词表数据库	Medical Subject Headings（MeSH）Database	http://umlsks.nlm.nih.gov/

美国国家癌症研究所叙词表	National Cancer Institute Thesaurus（NCIT）	http://www.nci.nih.gov/cancerinfo/terminologyresources
美国生物技术信息中心	National Center for Biotechnology Information（NCBI）	http://www.ncbi.nlm.nih.gov/
NIH 神经科学信息框架	NIH Neuroscience Information Framework	http://www.neuinfo.org/
OBO 关系本体	OBO Relation Ontology（RO）	http://obofoundry.org/ro/
OntoFox 简介	OntoFox Introduction	http://ontofox.hegroup.org/introduction.php
生物医学研究本体	Ontology for Biomedical Investigations（OBI）	http://obi.sourceforge.net/
基础医学本体	Ontology for General Medical Science（OGMS）	http://www.obofoundry.org/cgi-bin/detail.cgi?id=OGMS
开放生物医学本体联盟	Open Biomedical Ontologies（OBO）Consortium	http://www.obofoundry.org/
Pellet 推理机	Pellet Reasoner	http://clarkparsia.com/pellet/protege/
表型特征本体	Phenotypic Quality Ontology（PATO）	http://www.obofoundry.org/cgi-bin/detail.cgi?id=quality
蛋白质本体	Protein Ontology（PRO）	http://proteinontology.info/
Protégé 本体编辑器	Protégé Ontology Editor	http://protege.stanford.edu/

RacerPro 推理机	RacerPro Reasoner	http://franz.com/agraph/racer/
序列本体	Sequence Ontology（SO）	http://www.sequenceontology.org/
基于推理引擎的公共健康事件态势感知	Situational Awareness and Preparedness for Public Health Incidents Using Reasoning Engines（SAPPHIRE）	http://www.w3.org/2001/sw/sweo/public/UseCases/UniTexas/
标准上层合并本体	Standard Upper Merged Ontology（SUMO）	http://suo.ieee.org/
统一医学语言系统	Unified Medical Language System（UMLS）	http://www.nlm.nih.gov/research/umls/
万维网本体语言	W3C Web Ontology Language（OWL）	http://www.w3.org/TR/owl2-overview/

注 释

导论

1. Mik Miliard, "Data Variety Bigger Hurdle than Volume," *HealthcareITNews*, July 3, 2014, http://www.healthcareitnews.com/news/data-variety-bigger-hurdle-volume?topic=02,06&mkt_tok=3RkMMJWWfF9wsRon uq3IZKXonjHpfsX87OQkWbHr08Yy0EZ5VunJEUWy2YIDT9Q%2Fc OedCQkZHblFnVUKSK2vULcNqKwP, accessed August 25, 2014.

2. Karen B. DeSalvo and Erica Galvez, "Connecting Health and Care for the Nation: A 10-Year Vision to Achieve an Interoperable Health IT Infrastructure," The Office of the National Coordinator for Health Information Technology, 2014, p. 4, http://www.healthit.gov/sites/default/files/ ONC10year InteroperabilityConceptPaper.pdf, accessed September 1, 2014.

3. Greg Slabodkin, "EHR Interoperability Key to Modernizing Clinical Trials," *HealthData Management*, July 10, 2014, http://www.healthdatamanagement. com/news/EHR-Interoperability-Needed-to-Improve-Clinical-Trials-48392-1. html, accessed August 25, 2014.

4. Susan J. Grobe, "ICNP Version 1: International Classification for Nursing Practice—A Unified Nursing Language System," 2005, www.nicecomputing. ch/nieurope/S%20Grobe%20ICNP.pdf, accessed August 30, 2014.

5. U.S. Department of Health and Human Services, "Development of Software and Analysis Methods for Biomedical Big Data in Targeted Areas of High Need (U01)," 2014, http:// grants.nih.gov/grants/guide/rfa-files/RFA-HG-14-020.html, accessed August 25, 2014.

6. 该定义来自 HL7 Reference Information Model (RIM) Version V02-07 的 3.2.5 节,http://www.vico.org/CDAR22005_HL7SP/infrastructure/rim/rim. htm,访问日期为 2014 年 7 月 25 日.

7. 在其后来的版本中,HL7 修正了第二个错误,现在的定义为 a *living subject* as "anything that essentially has the property of life, independent of current state (a dead human corpse is still essentially a living subject)." 而

Health informatics, HL7 version 3, Reference information model, Release 4，Document ISO/HL7 21731:2011（E），http://www.hl7.org/ index.cfm. 中第一个错误仍然存在。

8. BRIDG Version 1.0. Phase 1.0. Created on January 5, 2005; last modified December 14, 2006. All releases are available at http://bridgmodel.nci.nih. gov/, accessed August 25, 2014.

9. 比较 Microsoft HealthVault 的例子，其中定义 "an allergy episode [as] a single unit of data that is recorded in Microsoft HealthVault," last updated 2014，http://msdn.microsoft.com/en-us/library/aa155110.aspx，accessed August 25，2014.

10. BRIDG Version 3.2, created May 9, 2014, http://bridgmodel.nci.nih.gov, accessed August 25, 2014.

11. 两个例子都来自于 Fast Healthcare Interoperability Resources Specification （FHIR），http://www.hl7.org/implement/standards/fhir/v3/EntityClass/index. html，accessed June 6，2014.

12. Health Level 7 FHIR Development Version, http://hl7.org/implement/ standards/FHIR- Develop/v3/RoleClass/index.html, accessed September 29, 2014.

1 本体是什么？

1. 来自 Barry Smith, Waclaw Kusnierczyk, Daniel Schober, and Werner Ceusters, "Towards a Reference Terminology for Ontology Research and Development in the Biomedical Domain," in *Proceedings of the 2nd International Workshop on Formal Biomedical Knowledge Representation*（KR-MED 2006），vol. 222，ed. Olivier Bodenreider（Baltimore, MD: KR-MED Publications, 2006），57–66，http://www.informatik.uni-trier.de/~ley/db/conf/krmed/krmed2006.html，accessed December 17，2014.

2. 参见 http://bioportal.bioontology.org/ontologies/MF，accessed August 4，2014.

3. ISO 1087–1:2000, Terminology Work—Vocabulary—Part 1: Theory and Application, 2000.

4. 同上。

5. Barry Smith, Werner Ceusters, and Rita Temmerman, "Wüsteria," *Studies in Health Technology and Information* 116（2005）: 647–652.

6. Christopher G. Chute, "Medical Concept Representation," in *Medical*

Informatics: Integrated Series in Information Systems, vol. 8, ed. H. Chen, S. S. Fuller, C. Friedman, and W. Hersh（New York: Springer, 2005）, 163–182. James J. Cimino, "In Defense of the Desiderata," *Journal of Biomedical Informatics* 39, no. 3（2006）: 299–306.

7. Stefan Schulz et al., "From Concept Representations to Ontologies: A Paradigm Shift in Health Informatics?" *Healthcare Informatics Research* 19, no. 4（2013）: 235–242.

8. 参见：Ronald J. Brachman and Hector J. Levesque, eds., *Readings in Knowledge Representation*（San Francisco：Morgan Kaufmann Publishers Inc., 1985）.

9. And also common-sense beliefs, as in J. R. Hobbs and R. C. Moore, eds., *Formal Theories of the Common-Sense World*（Norwood, NJ: Ablex, 1985）.

10. G. Van Heijst, A. T. Schreiber, and B. J. Wielinga, "Using Explicit Ontologies in KBS Development," *International Journal of Human–Computer Studies* 45（1996）: 183.

11. 参见其论文 "A Translation Approach to Portable Ontologies," *Knowledge Acquisition* 5, no. 2（1992）: 199–220. 注意，Gruber 自己就将概念体系（conceptualizations）看作是心智的产物，而非类似软件程序的工件，尽管很多他的追随者不这样认为。

12. 对于该调查结果和讨论情况，请参见 David Bourget and David Chalmers, eds., "The Phil-Papers Survey," *PhilPapers*, n.d., http://philpapers.org/ surveys/, accessed August 15, 2014.

13. James Franklin, "Stove's Discovery of the Worst Argument in the World," *Philosophy* 77（2002）: 615–624.

14. "SNOMED CT," http://www.ihtsdo.org/snomed-ct/, accessed August 4, 2014.

15. International Health Terminology Standards Development Organisation, *SNOMED CT® Technical Reference Guide—July 2010 International Release*（Washington, DC: College of American Pathologists, 2010）.

16. "In computer science the expressions up for semantic evaluation do in fact refer very often to things inside the computer—to subroutines that can be called, to memory addresses, to data structures, etc." Daniel Dennett, *Brainchildren: Essays on Designing Minds*（Cambridge, MA: MIT Press, 1998）, 281.

17. 参见 http://lists.hl7.org/read/messages?id=111079, accessed August 15, 2014. This message is no longer accessible at the HL7 site, but is archived here: http:// hl7-watch.blogspot.com/2007/09/ piece-of-good-news-has-been-posted-on.html.

18. "HealthRecordItem Class," http://msdn.microsoft.com/en-us/library/microsoft. health.health recorditem.aspx, accessed August 4, 2014.

19. "Allergy Class," http://msdn.microsoft.com/en-us/library/microsoft.health. itemtypes.allergy.aspx, accessed August 4, 2014.

20. 我们将"实例（instance）"和"殊相（particular）"视为同义词,当我们需要表达一个共相与其特殊实例（particular instance）之间的例示关系时,会用到"实例（instance）"。

21. 更多背景信息,请参见 Barry Smith and Werner Ceusters, "Ontological Realism: A Methodology for Coordinated Evolution of Scientific Ontologies," *Applied Ontology* 5, nos. 3–4（2010）: 139–188.

22. Franklin, "Stove's Discovery."

23. 这种观点的一个不太激进的版本,称为"相似性唯名论（resemblance nominalism）",认为某些事物与其他事物存在某种意义上客观的相似性,从而形成了普遍概念或普遍词语所关联的相似性的环（circles of similars）。例如可参见 G. Rodriguez-Pereyra, *Resemblance Nominalism: A Solution to the Problem of Universals*（Oxford: Clarendon Press, 2002）.

24. 参见 Barry Smith and Werner Ceusters, "Strategies for Referent Tracking in Electronic Health Records," *Journal of Biomedical Informatics* 39, no. 3（June 2006）: 362–378.

25. 为了便于说明,我们在这里将生物物种视为文中所谓的共相,该观点被许多生物学家所接受。然而,在当代生物学哲学中,物种常常被视为若干复杂的特殊实体,由整个当前和历史上存在的种群组成。这里为简便起见,故未采用该立场。如果该问题的概述,可参见 Marc Ereshefsky, "Species," *The Stanford Encyclopedia of Philosophy*（Spring 2010 edition）, ed. Edward N. Zalta, http://plato.stanford.edu/archives/spr2010/entries/species/, accessed August 5, 2014.

2　本体的种类和专业分类表的作用

1. World Health Organization, "International Classification of Diseases（ICD）," http://www.who.int/classifications/icd/en/, accessed August 5, 2014.

2. U.S. Army, "Joint Doctrine Hierarchy," n.d., http://usacac.army.mil/cac2/doctrine/CDMpages/cdm_joint heirarchy.html, accessed August 5, 2014.

3. 不同的定义类（Defined class）之间也可能与存在是一种（*is_a*）关系,我们将在第7章中简要讨论,那里将会给出是一种（*is_a*）关系更为稳妥的定义。

4. H-S. Low, C. J. O. Baker, A. Garcia, and M. R. Wenk, "An OWL-DL Ontology for Classification of Lipids," in *Proceedings of the International Conference on Biomedical Ontology*（ICBO 2009）（Buffalo, NY: NCOR, 2009）, 3–7, http://icbo.buffalo.edu/2009/Proceedings.pdf, accessed December 18, 2014.

5. 参见 http://www.ebi.ac.uk/chebi/, accessed June 16, 2011.

6. Cornelius Rosse, Anand Kumar, Jose Leonardo V. Mejino, Daniel L. Cook, Landon T. Detwiler, and Barry Smith, "A Strategy for Improving and Integrating Biomedical Ontologies," in *Proceedings of AMIA Symposium*（Washington, DC: AMIA, 2005）, 639–643.

7. 简单起见,我们假设每一个本体只有一个根节点。基因本体（Gene Ontology）有 3 个不同的根节点,因此可以将其视为由 3 个本体组成。参见: One Ontology ... or Three? under "Ontology Structure," n.d., http://geneontology.org/page/ontology-structure, accessed August 5, 2014.

8. Aldo Gangemi, Nicola Guarino, Claudio Masolo, Alessandro Oltramari, Luc Schneider, "Sweetening Ontologies with DOLCE," in *Knowledge Engineering and Knowledge Management: Ontologies and the Semantic Web*, ed. Nicola Guarino（Berlin: Springer-Verlag, 2002）, 166–181.

9. Ian Niles and Adam Pease, "Towards a Standard Upper Ontology," in *Proceedings of the International Conference on Formal Ontology in Information Systems*（FOIS）（New York: ACM Digital Press, 2002）, 2–9.

3 最佳实践原则（一）:领域本体设计

1. Foundational Model of Anatomy（FMA）, http://sig.biostr.washington.edu/projects/fm/AboutFM.html, accessed September 1, 2014.

2. Mariana Casella dos Santos, James Matthew Fielding, Christoffel Dhaen, and Werner Ceusters, "Philosophical Scrutiny for Run-Time Support of Application Ontology Development," in *Proceedings of the International Conference on Formal Ontology and Information Systems*（FOIS）, ed. Achille C. Varzi and Laure Vieu（Amsterdam: IOS Press, 2004）, 342–352.

4 最佳实践原则（二）:术语、定义和分类

0. 本节的建议来自于 OBO 工场命名规范（OBO Foundry Naming Conventions）,相关讨论参见 Schober et al., "Survey-Based Naming Conventions

for use in OBO Foundry Ontology Development." BMC Bioinformatics 10（125）（2009）, and also available on-line at OBO Foundry Naming Conventions, http://obofoundry.org/principles/fp-012-naming-conventions. html, accessed November 8, 2015.

1. 医学主题词表（Medical Subject Headings, MeSH）, 由美国国立医学图书馆（National Library of Medicine）维护, http://www.ncbi.nlm.nih.gov/mesh, accessed September 1, 2014.

2. 该规则可能偶尔会有例外。例如, 在化学领域, 除了单数形式, 也有"zeatins", "cations", "esters," 和"nitrates" 等形式的术语来指称特殊的分子类型家族。

3. The Protein Ontology（PRO）. Screenshot generated June 23, 2011, http://pir. georgetown.edu/cgi-bin/pro/browser_pro?quick_browse=Methylated_forms.

4. National Cancer Institute（NCI）Thesaurus, http://www.nlm.nih.gov/research/ umls/, accessed via UMLS Knowledge Source Server Version 2006AC, September 28, 2006.

5. 同上。

6. 参见 http://ncit.nci.nih.gov/ncitbrowser.

7. Nicola Guarino, "Avoiding IS-A Overloading: The Role of Identity Conditions in Ontology Design," in *International Conference on Spatial Information Theory: Cognitive and Computational Foundations of Geographic Information Science, Proceedings*, ed. Nicola Guarino（London: Elsevier, 1999）, 221–234. 也见 Nicola Guarino, "Some Ontological Principles for Designing Upper Level Lexical Resources," in *Proceedings of the First International Conference on Language Resources and Evaluation*, ed. Nicola Guarino（London: Elsevier, 1998）, 527–534.

8. Barry Smith, Jakob Köhler, and Anand Kumar, "On the Application of Formal Principles to Life Science Data: A Case Study in the Gene Ontology," in *Proceedings of Data Integration in the Life Sciences*（DILS 2004）, ed. Erhard Rahm（Dordrecht: Springer, 2004）, 79–94.

9. Foundational Model of Anatomy（FMA）, http://sig.biostr.washington.edu/ projects/fm/ AboutFM.html, accessed September 1, 2014.

10. SNOMED 17.0.0, http://www.snomedbrowser.com/Codes/Details/88162007, accessed September 1, 2014.

11. SNOMED 还断言精神或宗教信仰（*spiritual or religious belief*）是宗教／哲学（*religion/philosophy*）的子类型, 而宗教／哲学（*religion/philosophy*）是社

会背景（*social context*）的子类型。这些都是本体性错误的例子。可比较 Ludger Jansen, "Four Rules for Classifying Social Entities," in *Philosophy, Computing and Information Science*, ed. Ruth Hagengruber and Uwe Riss（London：Pickering & Chatto, 2014）, 189–200.

12. Franz Baader, Ian Horrocks, and Ulrike Sattler, "Description Logics," in *Handbook of Knowledge Representation*, ed. Frank van Harmelen, Vladimir Lifschitz, and Bruce Porter（Amsterdam: Elsevier, 2007）, 135–180.

13. 想了解本体可以与管理殊相的系统相结合的情况，可参见 how ontologies might be complemented by a system for keeping track of particulars, 也见 Werner Ceusters and Barry Smith, "Strategies for Referent Tracking in Electronic Health Records," *Journal of Biomedical Informatics* 39, no. 3（June 2006）：362–378.

14. 所有定义来自 Foundational Model of Anatomy（FMA）, http://bioportal. bioontology.org, accessed September 1, 2014.

15. 见 Edward Swiderski, "Some Salient Features of Ingarden's Ontology," *Journal of the British Society for Phenomenology* 6, no. 2（May 1975）：81–90.

16. HL7 Glossary, various contributors（eds.）, HL7 Publishing Technical Committee. Published November 22, 2005, 8:05 pm. HL7 Version 3 Standard. 这方面 HL7 的做法并没有改进，具体参见 Barry Smith, Lowell Vizenor, and Werner Ceusters, "Human Action in the Healthcare Domain: A Critical Analysis of HL7's Reference Information Model," in *Johanssonian Investigations: Essays in Honour of Ingvar Johansson on His Seventieth Birthday*, ed. Christer Svennerlind, Jan Almäng, and Rögnvaldur Ingthorsson（Berlin/New York: de Gruyter, 2013）, 554–573.

17. 同上。

18. 参见 David M. Armstrong, *Universals and Scientific Realism*（Cambridge: Cambridge University Press, 1978）. A sparse theory of universals is one that denies that there is a universal corresponding to every meaningful predicate. 也见 Barry Smith, "Against Fantology," in *Experience and Analysis*, ed. M. Reicher and J. Marek（Vienna: Hölder-Pichler-Tempsky, 2005）, 153–170.

19. Werner Ceusters, Peter Elkin, and Barry Smith, "Negative Findings in Electronic Health Records and Biomedical Ontologies: A Realist Approach," *International Journal of Medical Informatics* 76（2007）: S326–S333.

20. 更多关于否定、否定定义 vs 肯定定义的情况，参见 Barry Smith and Werner Ceusters, "Ontological Realism: A Methodology for Coordinated Evolution of

Scientific Ontologies," *Applied Ontology* 5, no. 3–4 (2010): 139–188.

21. SNOMED-CT, http://www.snomedbrowser.com/Codes/Details/8392000, accessed September 6, 2014.

22. Gramene Plant Environment Ontology, http://archive.gramene.org/db/ontology/search?id=EO:0007359, accessed September 6, 2014.

23. 比如可参见Marianne Shaw, Todd Detwiler, Jim Brinkley, and Dan Suciu, "Generating Application Ontologies from Reference Ontologies," *Proceedings, American Medical Informatics Association Fall Symposium* (2008): 672–676.

24. 参见 Alan L. Rector, "Modularisation of Domain Ontologies Implemented in Description Logics and Related Formalisms Including Owl," in *K-CAP '03: Proceedings of the 2nd International Conference on Knowledge Capture* (New York: ACM, 2003), 121–128.

5 基本形式化本体介绍(一):常体

本章及第 6、7 章的内容旨在根据 http://ifomis.org/bfo/ 上的文档介绍 BFO 2.0 中的范畴和关系。其中包括这些章节中所介绍的术语的形式化定义,相关的公理和定理,以及其他说明材料。

1. 上述 BFO 2.0 规范中对"最大(maximal)"和"自成一体(causal unity)"概念进行了更正式和严格的处理。

2. Peter Simons 在论文中讨论了一个物体内部的各部分间的连接是"焊接"在一起的:"Real Wholes, Real Parts: Mereology without Algebra," *Journal of Philosophy* 103, no. 5 (2006): 597–613. 而对于血液细胞来说,一个物体并不一定需要满足其所有的部分都与其他部分连接。

3. Stefan Schulz, Anand Kumar, and Thomas Bittner, "Biomedical Ontologies: What *part-of* Is and Isn't," *Journal of Biomedical Informatics* 39, no. 3 (2006): 350–361.

4. 在以下作者的论文中有讨论Lars Vogt, Peter Grobe, Björn Quast, and Thomas Bartolomaeus: "Top-Level Categories of Constitutively Organized Material Entities—Suggestions for a Formal Top-Level Ontology," *PLoS ONE* 6, no. 4 (2011): e18794; "Accommodating Ontologies to Biological Reality—Top-Level Categories of Cumulative-Constitutively Organized Material Entities," *PLoS ONE* 7, no. 1 (2012): e30004; and "Fiat or Bona Fide Boundary—A Matter of Granular Perspective," *PLoS ONE* 7, no. 12

（2012）: e48603.

5. Kevin Mulligan, "Relations—Through Thick and Thin," *Erkenntnis* 48 （1998）: 325–353.

6. 参见 Ludger Jansen, "The Ontology of Tendencies and Medical Information Science," *The Monist* 90（2007）: 534–555.

7. A proposal according to which *function* would be recognized by BFO as a sibling of *realizable entity* rather than of *disposition* is currently under review. 参加Johannes Röhl and Ludger Jansen, "Why Functions Are Not Special Dispositions: An Improved Classification of Realizables in Top-Level Ontologies," *Journal of Biomedical Semantics* 5, no. 27（2014）, 77–89.

8. 关于功能的哲学文献特别多,其中一个适合咱们的概述性材料是 Jerome C. Wakefield, "Biological Function and Dysfunction," *Handbook of Evolutionary Psychology*, ed. David M. Buss（New York: Wiley, 2005）, 878–902.

9. Röhl and Jansen, "Why Functions Are Not Special ispositions."

10. 参见 http://www.obofoundry.org/cgi-bin/detail.cgi?id=OGMS, accessed September 14, 2014, and Richard H. Scheuermann, Werner Ceusters, and Barry Smith, "Toward an Ontological Treatment of Disease and Diagnosis," in *Proceedings of the 2009 AMIA Summit on Translational Bioinformatics* （Washington, DC: AMIA, 2009）, 116–120.

11. 另外,还应考虑到传染病领域的互补性倾向（complementary disposition）的情况,这部分讨论可参见 Albert Goldfain, Barry Smith, and Lindsay G. Cowell, "Dispositions and the Infectious Disease Ontology," in *Formal Ontology in Information Systems: Proceedings of the Sixth International Conference*（FOIS 2010）, ed. Antony Galton and Riichiro Mizoguchi （Amsterdam: IOS Press, 2010）, 400–413. OGMS 基于 BFO 开发,同样地, IDO（the Infectious Disease Ontology）又基于 OGMS 开发.

12. 参见http://www.ontobee.org/browser/index.php?o=IAO, last accessed September 29, 2014.

13. 参见 http://www.sequenceontology.org/, last accessed September 29, 2014.

14. 关于文学作品性质和具体化方式的更详细的思考,请参见Roman Ingarden, *The Literary Work of Art*（Evanston, IL: Northwestern University Press, 1974）.

15. Cornelius Rosse and J. L. V. Mejino Jr., "The Foundational Model of Anatomy Ontology," in *Anatomy Ontologies for Bioinformatics: Principles and Practice*, vol. 6, ed. A. Burger, D. Davidson, and R. Baldock（London:

Springer, 2007), 59–117.

16. 关于这个话题，可参见Avrum Stroll, *Surfaces* (Minneapolis: University of Minnesota Press, 1988); and Peter Simons, "Faces, Boundaries, and Thin Layers," in *Certainty and Surface in Epistemology and Philosophical Method*, Problems in Contemporary Philosophy, vol. 32 (Lewiston, NY: Mellen Press, 1991).

17. Arthur Eddington, *The Nature of the Physical World* (Cambridge: 1928), viii.

18. 例如可参见 Anand Kumar, Barry Smith, and Daniel Novotny, "Biomedical Informatics and Granularity," *Functional and Comparative Genomics* 5 (2004):501–508.

19. Jonathan P. Bona, Jenny Rouleau, and Alan Ruttenberg. "Representing Modification Sites in PRO," *Proceedings of the 2014 International Conference on Biomedical Ontology* (CEUR Proceedings, vol. 1327), 2015, http://ceur-ws.org/Vol-1327/icbo2014_paper_46.pdf, accessed May 6, 2015.

20. 例如可参见 Brandon Bennett, "Space, Time, Matter and Things," in *Formal Ontology in Information Systems: Proceedings of the Fourth International Conference* (FOIS 2001), ed. C. Welty and B. Smith (New York: ACM, 2001), 105–116.

21. 参见Anthony Cohn and Achille Varzi, "Mereotopological Connection," *Journal of Philosophical Logic* 32, no. 4 (2003):357–390.

22. 参见 Barry Smith, "Classifying Processes: An Essay in Applied Ontology," *Ratio* 25, no. 4 (2012):463–488.

6 基本形式化本体介绍(二):行体

1. 参见 Barry Smith, "Classifying Processes: An Essay in Applied Ontology," *Ratio* 25, no.4 (2012):463–488.

2. 参见 Selja Seppälä, Barry Smith, and Werner Ceusters, "Applying the Realism-Based Ontology Versioning Method for Tracking Changes in the Basic Formal Ontology," in *Formal Ontology in Information Systems: Proceedings of FOIS 2014* (Amsterdam: IOS Press, 2014), 227–240.

3. 参见 http://obofoundry.org/, accessed December 17, 2014.

7　关系本体

1.　也可参见 OBO Relations Ontology Usage Examples Page，http://obofoundry. org/ro/，accessed September 14，2014.

2.　参见，例如，Michael Ghiselin，*Metaphysics and the Origin of Species*（Albany： State University of New York Press，1997），and David L. Hull，"Are Species Really Individuals?，" *Systematic Zoology* 25（1976）：174–191，and n. 25 （chapter 1，this volume）.

3.　Smith et al.，"Relations in Biomedical Ontologies," *Genome Biology* 6, no. 5 （2005），accessed September 25, 2014, doi:10.1186/gb-2005-6-5-r46.

4.　参见 http://www.obofoundry.org/ro/，accessed December 14，2014.

5.　参见D. A. Randell，Z. Cui，and A. G. Cohn，"A Spatial Logic Based on Regions and Connection," in *Proceedings of the 3rd International Conference on Knowledge Representation and Reasoning*，ed. D. A. Randell，Z. Cui，and A. G. Cohn（San Mateo：Morgan Kaufmann，1992），165–176. 也见 Anthony G. Cohn，Brandon Bennett，John Gooday，and Micholas Mark Gotts，"Qualitative Spatial Representation and Reasoning with the Region Connection Calculus," *GeoInformatica* 1（1997）：275–316.

6.　Robert Battle and Dave Kolas，"Enabling the Geospatial Semantic Web with Parliament and GeoSPARQL," *Semantic Web* 3, no. 4（2012）：355–370.

7.　James F. Allen，"Maintaining Knowledge about Temporal Intervals," *Communications of the ACM* 26, no. 11（1983）：832–843.

8.　Cornelius Rosse and José L. V. Mejino Jr.，"The Foundational Model of Anatomy Ontology," in *Anatomy Ontologies for Bioinformatics: Principles and Practice*, vol. 6, ed. A. Burger, D. Davidson, and R. Baldock（London: Springer, 2007, 59–117. Christine Golbreich, Songmao Zhang, and Olivier Bodenreider, "The Foundational Model of Anatomy in OWL 2 and Its Use," *Artificial Intelligence in Medicine* 57, no. 2（2013）：119–132.

9.　Cornelius Rosse and Jose L. V. Mejino Jr.，"A Reference Ontology for Biomedical Informatics: the Foundational Model of Anatomy," *Journal of Biomedical Informatics* 36（2003）：478–500.

10.　参见 http://www.obo foundry.org/ro/, accessed December 14，2014.

11.　BFO v2 的一阶逻辑的发布版本仍在准备之中。关于一阶逻辑介绍，参见 Wilfred Hodges，"Classical Logic I: First Order Logic," in *The Blackwell Guide to Philosophical Logic*，ed. Lou Goble（Oxford: Blackwell，2001），9–32.

8 基本形式化本体实战

1. 参见 http://protege.stanford.edu/, accessed December 14, 2014.

2. 了解大概内容可参见the OWL 2 Web Ontology Language Document Overview (second edition), http://www.w3.org/TR/owl2-overview/, accessed September 27, 2014.

3. Tim Berners-Lee, James Hendler, and Ora Lassila, "The Semantic Web," *Scientific American* (May 2001).

4. Protégé 有一个很好的教程 "Protégé OWL Tutorial,", 由 Matthew Horridge 等人编写, http://130.88.198.11/tutorials/protegeowltutorial/, accessed December 14, 2014.

5. 参见 "OWL Web Ontology Language Overview: W3C Recommendation," http://www.w3.org/ TR/owl-features/; 也见 W3C's "DAML+OIL (March 2001) Reference Description," http:// www.w3.org/TR/daml+oil-reference, accessed December 14, 2014.

6. 参见 the W3C website, http://www.w3.org, accessed December 14, 014.

7. "OWL Web Ontology Language Overview: W3C Proposed Recommendation," http://www.w3.org/TR/2003/PR-owl-features-20031215/. 也见 the press release at http://www.w3.org/2004/01/sws-pressrelease, accessed December 14, 2014.

8. 参见 the W3C's "A History of HTML," http://www.w3.org/People/Raggett/ book4/ch02.html, accessed December 10, 2014.

9. http://www.w3.org/MarkUp/; 也见 the W3C's "XML: Development History," http://www.w3.org/XML/hist2002, accessed December 10, 2014.

10. 参见 the W3C's "Resource Description Framework (RDF) Model and Syntax Specification," http://www.w3.org/TR/1999/REC-RDFSyntax-19990222/, accessed December 10, 2014.

11. 同上.

12. 参见Bernardo Grau et al., "OWL 2: The Next Step for OWL," *Web Semantics: Science, Services and Agents on the World Wide Web* 6, no. 4 (2008): 309–322, http://www.sciencedirect.com/ science/article/pii/S1570826808000413, accessed December 10, 2014.

13. 所提及的 RDF and RDFS 及其他的问题的讨论参见 W3C 文档 "Web Ontology Language (OWL) Use Cases and Requirements," http://www. w3.org/ TR/2003/WD-webont-req-20030331/ accessed December 14, 2014; 也可以参见 Grigoris Antoniou and Frank van Harmelen, "Web Ontology

Language：OWL，" in *Handbook on Ontologies*，ed. Steffan Staab and Rudi Studer（Berlin：Springer，2009），91–110.

14. http://www.w3.org/TR/sparql11-overview/, accessed December 14, 2014.

15. 参见 the W3C's document "OWL Web Ontology Language: Test Cases," http://www.w3.org/ TR/2004/REC-owl-test-20040210/，accessed December 14，2014.

16. 参见 Grau et al.，"OWL 2."

17. 来自 http://www.ifomis.org/bfo/users，accessed December 14，2014.

18. http://www.obofoundry.org/cgi-bin/detail.cgi?id=OGMS, accessed December 14, 2014.

19. 参见http://www.obofoundry.org/cgi-bin/detail.cgi?id=OGMS，accessed December 14，2014.

20. http://infectiousdiseaseontology.org/page/Main_Page, accessed December 14, 2014.

21. http://www.ontobee.org/browser/index.php?o=IAO, accessed December 14, 2014.

22. http://www.ontobee.org/browser/index.php?o=MF, accessed December 14, 2014.

23. http://www.ontobee.org/browser/index.php?o=MFOEM, accessed December 14, 2014.

24. http://obofoundry.org/, accessed December 14, 2014.

附录

1. http://www.ontobee.org/, accessed September 1, 2014.

2. 参见 Melanie Courtot et al.，"MIREOT: The Minimum Information to Reference an External Ontology Term，" *Applied Ontology* 6，no. 1（January 2011）：23–33.

参考书目

Adams, E. "Topology, Empiricism, and Operationalism." *Monist* 79 (1996): 1–20.

Allen, James F. "Maintaining Knowledge about Temporal Intervals." *Communications of the ACM* 26 (11) (November 1983): 832–843.

Antoniou, Grigoris, and Frank van Harmelen. "Web Ontology Language: OWL." In *Handbook on Ontologies*, ed. Steffan Staab and Rudi Studer, 91–110. Berlin: Springer, 2009.

Ariew, A., R. Cummins, and M. Perlman, eds. *Functions: New Essays in the Philosophy of Biology and Psychology*. Oxford: Oxford University Press, 2002.

Aristotle. *The Complete Works of Aristotle*. Ed. Jonathan Barnes. Princeton: Princeton University Press, 1995.

Armstrong, David. *Universals and Scientific Realism*. Cambridge: Cambridge University Press, 1978.

Armstrong, David. *Universals: An Opinionated Introduction*. Boulder, CO: Westview Press, 1989.

Arp, Robert. "Realism and Antirealism in Informatics Ontologies." *The American Philosophical Association: Philosophy and Computers* 9 (1) (2009): 19–23.

Arp, Robert. "Philosophical Ontology, Domain Ontology, and Formal Ontology." In *Key Terms in Logic*, ed. Jon Williamson and Federica Russo, 74–75. London: Continuum, 2010.

Arp, Robert, Rethy Chhem, Cesare Romagnoli, and James Overton. "Radiological and Biomedical Knowledge Integration: The Ontological Way." In *Radiology Education: The Scholarship of Teaching and Learning*, ed. Rethy Chhem, Kathy Hilbert, and Teresa Van Deven, 87–104. Berlin: Springer, 2009.

Baader, Franz, Diego Calvanese, Deborah L. McGuinness, Daniele Nardi, and Peter F. Patel-Schneider. *The Description Logic Handbook: Theory, Implementation and Applications*. Cambridge: Cambridge University Press, 2010.

Baader, Franz, Ian Horrocks, and Ulrike Sattler. "Description Logics." In *Handbook of Knowledge Representation*, ed. Frank van Harmelen, Vladimir Lifschitz, and Bruce Porter, 135–180. Amsterdam: Elsevier, 2007.

Barnes, Jonathan, ed. *Porphyry: Introduction*. Oxford: Oxford University Press, 2006.

Batchelor, Colin, Janna Hastings, and Christoph Steinbeck. "Ontological Dependence, Dispositions and Institutional Reality in Chemistry." In *Formal Ontology in Information Systems: Proceedings of the Sixth International Conference (FOIS 2010)*, ed. Antony Galton and Riichiro Mizoguchi, 271–284. Amsterdam: IOS Press, 2010.

Battle, Robert, and Dave Kolas. "Enabling the Geospatial Semantic Web with Parliament and GeoSPARQL." *Semantic Web* 3 (4) (2012): 355–370.

Bennett, Brandon. "Space, Time, Matter and Things." In *Formal Ontology in Information Systems: Proceedings of the Fourth International Conference (FOIS 2001)*, ed. C. Welty and B. Smith, 105–116. New York: ACM, 2001.

Bennett, Brandon, V. Chaudhri, and N. Dinesh. "A Vocabulary of Topological and Containment Relations for a Practical Biological Ontology." In *Spatial Information Theory: Proceedings of COSIT 2013*, Lecture Notes in Computer Science, vol. 8116, ed. J. Stell, T. Tenbrink and Z. Wood, 418–437. Scarborough, UK: Springer, 2014.

Berners-Lee, Tim, James Hendler, and Ora Lassila. "The Semantic Web." *Scientific American* (May) (2001): 17.

Bird, A. *Nature's Metaphysics: Laws and Properties*. Oxford: Oxford University Press, 2007.

Bittner, Thomas. "A Mereological Theory of Frames of Reference." *International Journal of Artificial Intelligence Tools* 13 (1) (2004): 171–198.

Bittner, Thomas, and Maureen Donnelly. "Logical Properties of Foundational Relations in Bio-ontologies." *Artificial Intelligence in Medicine* 39 (2007): 197–216.

Bittner, Thomas, and Maureen Donnelly. "A Temporal Mereology for Distinguishing between Integral Objects and Portions of Stuff." In *Proceedings of the Twenty-Second AAAI Conference on Artificial Intelligence (AAAI)*, ed. R. Holte and A. Howe, 287–292. London, Elsevier: 2007.

Bittner, Thomas, and Barry Smith. "A Theory of Granular Partitions." In *Applied Ontology: An Introduction*, ed. Katherine Munn and Barry Smith, 125–158. Frankfurt: Ontos Verlag, 2008.

Bittner, Thomas, Maureen Donnelly, and Barry Smith. "Individuals, Universals, Collections: On the Foundational Relations of Ontology." In *Formal Ontology and Information Systems: Proceedings of FOIS 2004*, ed. Achille Varzi and Laure Vieu, 37–48. Amsterdam: IOS Press, 2004.

Bodenreider, Olivier. "Circular Hierarchical Relationships in the UMLS: Etiology, Diagnosis, Treatment, Complications and Prevention." *Proceedings of the American Medical Informatics Association Symposium* 23 (2001): 57–61.

Bona, Jonathan P., Jenny Rouleau, and Alan Ruttenberg. "Representing Modification Sites in PRO." *Proceedings of the 2014 International Conference on Biomedical Ontology* (CEUR Proceedings, vol. 1327). 2015. Accessed May 6, 2015. http://ceur-ws.org/Vol-1327/icbo2014_paper_46.pdf.

Borges, Jorge Luis. "The Analytical Language of John Wilkins." In *Other Inquiries: 1937–1952*. Austin: University of Texas Press, 2000.

Bourget, David, and David Chalmers, eds. "The PhilPapers Survey." *PhilPapers*. n.d. Accessed August 15, 2014. http://philpapers.org/surveys/.

Brachman, Ronald J., and Hector J. Levesque, eds. *Readings in Knowledge Representation*. San Francisco: Morgan Kaufmann Publishers Inc., 1985.

Casati, Roberto, Barry Smith, and Achille Varzi. "Ontological Tools for Geographic Representation." In *Formal Ontology in Information Systems: Proceedings of the First International Conference (FOIS 1998)*, ed. Nicola Guarino, 77–85. Amsterdam: IOS Press, 1998.

Casati, Roberto, and Achille Varzi eds. *Events*. Dartmouth: Aldershot, 1996.

Casati, Roberto, and Achille Varzi. *Holes and Other Superficialities*. Cambridge, MA: MIT Press, 1994.

Casati, Roberto, and Achille Varzi. *Parts and Places: The Structures of Spatial Representation*. New York: Bradford Books, 1999.

Casella dos Santos, Mariana, James Matthew Fielding, Christoffel Dhaen, and Werner Ceusters. "Philosophical Scrutiny for Run-Time Support of Application Ontology Development." In *Proceedings of the International Conference on Formal Ontology and Information Systems (FOIS)*, ed. Achille C. Varzi and Laure Vieu, 342–352. Amsterdam: IOS Press, 2004.

Ceusters, Werner, Peter Elkin, and Barry Smith. "Negative Findings in Electronic Health Records and Biomedical Ontologies: A Realist Approach." *International Journal of Medical Informatics* 76 (2007): S326–S333.

Ceusters, Werner, and Barry Smith. "A Realism-Based Approach to the Evolution of Biomedical Ontologies." In *Proceedings of the AMIA Symposium*, 121–125. Washington, DC: AMIA, 2006.

Ceusters, Werner, Barry Smith, and Louis Goldberg. "A Terminological and Ontological Analysis of the NCI Thesaurus." *Methods of Information in Medicine* 44 (2005): 498–507.

Ceusters, Werner, Barry Smith, Anand Kumar, and C. Dhaen. "Mistakes in Medical Ontologies: Where Do They Come From and How Can They Be Detected?" *Studies in Health Technology and Informatics* 102 (2004): 145–164.

Ceusters, Werner, F. Steurs, P. Zanstra, E. Van Der Haring, and Jeremy Rogers. "From a Time Standard for Medical Informatics to a Controlled Language for Health." *International Journal of Medical Informatics* 48 (1–3) (1998): 85–101.

Chute, Christopher G. "Medical Concept Representation." In *Medical Informatics: Integrated Series in Information Systems*, vol. 8, ed. H. Chen, S. S. Fuller, C. Friedman, and W. Hersh, 163–182. New York: Springer, 2005.

Cimiano, Philipp, Christina Unger, and John McCrae. *Ontology-Based Interpretation of Natural Language*. San Rafael, CA: Morgan & Claypool, 2014.

Cimino, James J. "In Defense of the Desiderata." *Journal of Biomedical Informatics* 39 (3) (2006): 299–306.

Clarke, B. L. "A Calculus of Individuals Based on 'Connection.'" *Notre Dame Journal of Formal Logic* 23 (3) (July 1981): 204–218.

Cohn, Anthony G., Brandon Bennett, John Gooday, and Nicholas Mark Gotts. "Qualitative Spatial Representation and Reasoning with the Region Connection Calculus." *GeoInformatica* 1 (1997): 275–316.

Cohn, Anthony G., and J. Renz. "Qualitative Spatial Representation and Reasoning." In *Handbook of Knowledge Representation*, ed. F. van Harmelen, V. Lifschitz, and B. Porter, 551–596. Amsterdam: Elsevier, 2008.

Cohn, Anthony G., and Achille Varzi. "Mereotopological Connection." *Journal of Philosophical Logic* 32 (4) (2003): 357–390.

Courtot, Mélanie, Frank Gibson, Allyson L. Lister, et al. "MIREOT: The Minimum Information to Reference an External Ontology Term." *Applied Ontology* 6 (1) (January 2011): 23–33.

Dennett, Daniel. *Brainchildren: Essays on Designing Minds*. Cambridge, MA: MIT Press, 1998.

DeSalvo, Karen B., and Erica Galvez. "Connecting Health and Care for the Nation: A 10-Year Vision to Achieve an Interoperable Health IT Infrastructure." The Office of the National Coordinator for Health Information Technology. Last updated June 2014. Accessed September 1, 2014. http://www.healthit.gov/sites/default/files/ONC10year InteroperabilityConceptPaper.pdf.

Dipert, Randall. *Artifacts, Art Works, and Agency*. Philadelphia: Temple University Press, 1993.

Donnelly, Maureen. "Containment Relations in Anatomical Ontologies." In *Proceedings of the AMIA Symposium*, 206–210. London: Elsevier, 2005.

Donnelly, Maureen. "A Formal Theory for Reasoning about Parthood, Connection, and Location." *Artificial Intelligence* 160 (2004): 145–172.

Donnelly, Maureen. "Relative Places." In *Formal Ontology in Information Systems: Proceedings of the Fourth International Conference (FOIS 2004)*, ed. Achille Varzi and Laure Vieu, 249–260. Amsterdam: IOS Press, 2004.

Donnelly, Maureen, Thomas Bittner, and Cornelius Rosse. "A Formal Theory for Spatial Representation and Reasoning in Biomedical Ontologies." *Artificial Intelligence in Medicine* 36 (2006): 1–27.

dos Santos, Mariana, James Matthew Fielding, Christoffel Dhaen, and Werner Ceusters. "Philosophical Scrutiny for Run-Time Support of Application Ontology Development." In *Proceedings of the International Conference on Formal Ontology and Information Systems (FOIS)*, ed. Achille C. Varzi and Laure Vieu, 342–352. Amsterdam: IOS Press, 2004.

Dretske, Fred. "Can Events Move?" *Mind* 76 (1967): 479–492.

Eddington, Arthur. *The Nature of the Physical World*. Cambridge: Cambridge University Press, 1928.

Ereshefsky, Marc. "Species." *The Stanford Encyclopedia of Philosophy*. Spring 2010 edition, ed. Edward N. Zalta. Accessed August 5, 2014. http://plato.stanford.edu/archives/spr2010/entries/species/.

Feigenbaum, Lee, Ivan Herman, Tonya Hongsermeier, Eric Neumann, and Susie Stephens. "The Semantic Web in Action." *Scientific American* 297 (2007): 90–97.

Fine, Kit. "Ontological Dependence." *Proceedings of the Aristotelian Society, New Series* 95 (1995): 269–290.

First Healthcare Interoperability Resources (FHIR). Last updated September 30, 2014. Accessed February 2, 2015. http://hl7.org/implement/standards/fhir/overview.html.

FOAF Vocabulary Specification 0.99. Last updated January 2014. Accessed September 1, 2014. http://xmlns.com/foaf/spec/#term_Document.

Franklin, J. "Stove's Discovery of the Worst Argument in the World." *Philosophy* 77 (2002): 615–624.

Galton, Anthony. *Qualitative Spatial Change*. Oxford: Oxford University Press, 2001.

Galton, Anthony, and Riichiro Mizoguchi. "The Water Falls But the Waterfall Does Not Fall: New Perspectives on Objects, Processes, and Events." *Applied Ontology* 4 (2) (2009): 71–107.

Gangemi, Aldo, Nicola Guarino, Claudio Masolo, Alessandro Oltramari, and Luc Schneider. "Sweetening Ontologies with DOLCE." In *Knowledge Engineering and Knowledge Management: Ontologies and the Semantic Web*, vol. 2473, ed. Nicola Guarino, 166–181. Berlin: Springer-Verlag, 2002.

Geller, James. "What Is an Ontology?" n.d. Accessed August 4, 2014. http://web.njit.edu/~geller/what_is_an_ontology.html.

Ghiselin, Michael. *Metaphysics and the Origin of Species*. Albany: State University of New York Press, 1997.

Golbreich, Christine, Songmao Zhang, and Olivier Bodenreider. "The Foundational Model of Anatomy in OWL 2 and Its Use." *Artificial Intelligence in Medicine* 57 (2) (2013): 119–132.

Goldfain, Albert, Barry Smith, and Lindsay G. Cowell. "Constructing a Lattice of Infectious Disease Ontologies from a Staphylococcus aureus Isolate Repository." *Proceedings of the Third International Conference on Biomedical Ontology (CEUR 897)*, Graz, July 21–25, 2012. Accessed September 1, 2014. http://ceur-ws.org/Vol-897/.

Goldfain, Albert, Barry Smith, and Lindsay G. Cowell. "Dispositions and the Infectious Disease Ontology." In *Formal Ontology in Information Systems: Proceedings of the Sixth International Conference (FOIS 2010)*, ed. Antony Galton and Riichiro Mizoguchi, 400–413. Amsterdam: IOS Press, 2010.

Goldfain, Albert, Barry Smith, and Lindsay G. Cowell. "Towards an Ontological Representation of Resistance: The Case of MRSA." *Journal of Biomedical Informatics* 44 (1) (February 2011): 35–41.

Grau, Bernardo, Ian Horrocks, Boris Motik, Bijan Parsia, Peter Patel-Schneider, and Ulrike Sattler. "OWL 2: The Next Step for OWL." *Web Semantics: Science, Services, and Agents on the World Wide Web* 6 (4) (2008): 309–322.

Grenon, Pierre. "The Formal Ontology of Spatio-Temporal Reality and Its Formalization." In *Foundations and Applications of Spatio-Temporal Reasoning*, ed. H. Guesguen, D. Mitra, and J. Renz, 27–34. Amsterdam: AAAI Press, 2003.

Grenon, Pierre. "A Primer on Knowledge Management and Ontological Engineering." In *Applied Ontology: An Introduction*, ed. Katherine Munn and Barry Smith, 57–82. Frankfurt: Ontos Verlag, 2008.

Grenon, Pierre, and Barry Smith. "A Formal Theory of Substances, Qualities and Universals." In *Proceedings of the International Conference on Formal Ontology and Information Systems (FOIS 2004)*, ed. Achille Varzi and Laure Vieu, 49–59. Amsterdam: IOS Press, 2004.

Grenon, Pierre, and Barry Smith. "SNAP and SPAN: Towards Dynamic Spatial Ontology." *Spatial Cognition and Computation* 4 (1) (2004): 1–10.

Grenon, Pierre, Barry Smith, and Louis Goldberg. "Biodynamic Ontology: Applying BFO in the Biomedical Domain." In *Ontologies in Medicine*, ed. D. Pisanelli, 20–38. Amsterdam: IOS Press, 2004.

Grobe, Susan J. "ICNP Version 1: International Classification for Nursing Practice—A Unified Nursing Language System." 2005. Accessed August 30, 2014. www.nicecomputing.ch/nieurope/S%20Grobe%20ICNP.pdf.

Gruber, Tom. "A Translation Approach to Portable Ontologies." *Knowledge Acquisition* 5 (2) (1992): 199–220.

Gruber, Tom. "What Is an Ontology?" 1992. Accessed September 1, 2014. http://www-ksl.stanford.edu/kst/what-is-an-ontology.html.

Guarino, Nicola, "Avoiding IS-A Overloading: The Role of Identity Conditions in Ontology Design", *Intelligent Information Integration 1999*, http://dblp.uni-trier.de/db/conf/ijcai/ijcai99iii.html, accessed September 18, 2016.

Guarino, Nicola. "Some Ontological Principles for Designing Upper Level Lexical Resources." In *Proceedings of the First International Conference on Language Resources and Evaluation*, ed. Nicola Guarino, 527–534. London: Elsevier, 1998.

Haemmerli, Marion, and Achille Varzi. "Adding Convexity to Mereotopology." In *Formal Ontology in Information Systems*, ed. Achille Varzi, 65–78. Amsterdam: IOS Press, 2014.

Hankinson, R. "Science." In *The Cambridge Companion to Aristotle*, ed. Jonathan Barnes, 140–167. Cambridge: Cambridge University Press, 1997.

Health Informatics. L7 version 3. Reference Information Model. Release 4. Document ISO/HL7 21731:2011(E). 2011. Accessed September 1, 2014. http://www.hl7.org/index.cfm.

Hennig, Boris. "Occurrents." In *Applied Ontology: An Introduction*, ed. Katherine Munn and Barry Smith, 255–284. Frankfurt: Ontos Verlag, 2008.

Hennig, Boris. "What Is Formal Ontology?" In *Applied Ontology: An Introduction*, ed. Katherine Munn and Barry Smith, 39–56. Frankfurt: Ontos Verlag, 2008.

Hill, David P., Barry Smith, Monica S. McAndrews-Hill, and Judith A. Blake. "Gene Ontology Annotations: What They Mean and Where They Come From." *BMC Bioinformatics* 9 (suppl. 5) (2008): S2.

Hitzler, Pascal, Markus Krötzsch, and Sebastian Rudolph. *Foundations of Semantic Web Technologies*. Boca Raton, FL: Chapman & Hall, 2009.

Hobbs, J. R., and R. C. Moore, eds. *Formal Theories of the Common-Sense World*. Norwood, NJ: Ablex, 1985.

Hodges, Wilfrid. "Classical Logic I: First Order Logic." In *The Blackwell Guide to Philosophical Logic*, ed. Lou Goble, 9–32. Oxford: Blackwell, 2001.

Horrocks, Ian. "Ontologies and the Semantic Web." *Communications of the ACM* 51 (12) (2008): 58–67.

Horrocks, Ian, Peter Patel-Schneider, Deborah McGuinness, and Christopher Welty. "Ontology Languages for the Semantic Web." In *The Description Logic Handbook*, ed. Franz Baader, Diego Calvanese, Deborah McGuinness, Daniele Nardi, and Peter Patel-Schneider, 458–486. Cambridge: Cambridge University Press, 2003.

Hull, David L. "Are Species Really Individuals?" *Systematic Zoology* 25 (1976): 174–191.

Ingarden, Roman. *The Literary Work of Art*. Evanston, IL: Northwestern University Press, 1974.

International Health Terminology Standards Development Organisation. *SNOMED CT® Technical Reference Guide—July 2010 International Release*. Washington, DC: College of American Pathologists, 2010.

ISO 1087–1:2000. Terminology Work—Vocabulary—Part 1: Theory and Application, 2000.

Jansen, Ludger. "Categories: The Top-Level Ontology." In *Applied Ontology: An Introduction*, ed. Katherine Munn and Barry Smith, 173–196. Frankfurt: Ontos Verlag, 2008.

Jansen, Ludger. "Classifications." In *Applied Ontology: An Introduction*, ed. Katherine Munn and Barry Smith, 159–172. Frankfurt: Ontos Verlag, 2008.

Jansen, Ludger. "Four Rules for Classifying Social Entities." In *Philosophy, Computing and Information Science*, ed. Ruth Hagengruber and Uwe Riss, 189–200. London: Pickering & Chatto, 2014.

Jansen, Ludger. "The Ontology of Tendencies and Medical Information Science." *The Monist* 90 (2007): 534–555.

Johansson, Ingvar. "Bioinformatics and Biological Reality." In *Applied Ontology: An Introduction*, ed. Katherine Munn and Barry Smith, 285–310. Frankfurt: Ontos Verlag, 2008.

Johansson, Ingvar. "Determinables as Universals." *Monist* 83 (2000): 101–121.

Johansson, Ingvar. *An Enquiry into the Categories of Nature, Man, and Society*. New York: Routledge, 1989.

Johansson, Ingvar. *Ontological Investigations: An Enquiry into the Categories of Nature, Man, and Society*. New York: Routledge, 1989.

Johansson, Ingvar, and Niels Lynøe. *Medicine and Philosophy: A Twenty-First Century Introduction*. Frankfurt: Ontos Verlag, 2009.

Koepsell, David, Robert Arp, Jennifer Fostel, and Barry Smith. "Creating a Controlled Vocabulary for the Ethics of Human Research: Towards a Biomedical Ethics Ontology." *Journal of Empirical Research on Human Research Ethics* 4 (2009): 43–58.

Köhler, Jacob, Katherine Munn, Alexander Ruegg, Andre Skusa, and Barry Smith. "Quality Control for Terms and Definitions in Ontologies and Taxonomies." *BMC Bioinformatics* 7 (2006): 212.

Kumar, Anand, and Barry Smith. "The Unified Medical Language System and the Gene Ontology: Some Critical Reflections." *KI 2003: Advances in Artificial Intelligence* 2821 (2003): 135–148.

Kumar, Anand, Barry Smith, and Daniel Novotny. "Biomedical Informatics and Granularity." *Functional and Comparative Genomics* 5 (2004): 501–508.

Low, H.-S., C. J. O. Baker, A. Garcia, and M. R. Wenk. "An OWL-DL Ontology for Classification of Lipids." In *Proceedings of the International Conference on Biomedical Ontology (ICBO 2009)*, 3–7. Buffalo, NY: NCOR, 2009. Accessed December 18, 2014. http://icbo.buffalo.edu/2009/Proceedings.pdf.

Lowe, E. J. *A Survey of Metaphysics*. Oxford: Oxford University Press, 2002.

Lowe, E. J. *The Four Category Ontology: A Metaphysical Foundation for Natural Science*. Oxford: Oxford University Press, 2006.

Martin, C. B. "Dispositions and Conditionals." *Philosophical Quarterly* 44 (1994): 1–8.

Masci, Anna M., Cecilia N. Arighi, Alexander D. Diehl, Anne E. Lieberman, Chris Mungall, Richard H. Scheuermann, Barry Smith, and Lindsay G. Cowell. "An Improved Ontological Representation of Dendritic Cells as a Paradigm for all Cell Types." *BMC Bioinformatics* 10 (70) (February 2009). doi:10.1186/1471-2105-10-70. Accessed September 29, 2014.

Mayr, E. "The Autonomy of Biology: The Place of Biology among the Sciences." *Quarterly Review of Biology* 71 (1996): 97–106.

"Microsoft HealthVault." Last updated 2014. Accessed August 4, 2014. http://msdn.microsoft.com/en-us/library/aa155110.aspx.

Miliard, Mik "Data Variety Bigger Hurdle than Volume." *HealthcareITNews*. July 3, 2014. Accessed August 25, 2014. http://www.healthcareitnews.com/news/data-variety-bigger-hurdle-volume ?topic=02,06&mkt_tok=3RkMMJWWfF9wsRonuq3IZKXonjHpfsX87OQkWbHr08Yy0EZ5VunJEU Wy2YIDT9Q%2FcOedCQkZHblFnVUKSK2vULcNqKwP.

Motik, Boris, Ian Horrocks, and Ulrike Sattler. "Bridging the Gap Between OWL and Relational Databases." *Journal of Web Semantics* 7 (2) (2009): 74–89.

Mulligan, Kevin. "Relations—Through Thick and Thin." *Erkenntnis* 48 (1998): 325–353.

Mulligan, Kevin, Peter M. Simons, and Barry Smith. "Truth-Makers." *Philosophy and Phenomenological Research* 44 (1984): 287–321.

Munn, Katherine. "Introduction: What Is Ontology For?" In *Applied Ontology: An Introduction*, ed. Katherine Munn and Barry Smith, 7–19. Frankfurt: Ontos Verlag, 2008.

Niles, Ian, and Adam Pease. "Towards a Standard Upper Ontology." In *Proceedings of the International Conference on Formal Ontology in Information Systems (FOIS)*, ed. Adam Pease. 2–9. New York: ACM Digital Press, 2002.

"Ontology Structure." n.d. Accessed August 5, 2014. http://www.geneontology.org/page/ontology-structure.

Randell, D. A., Z. Cui, and A. G. Cohn. "A Spatial Logic Based on Regions and Connection." In *Proceedings of the 3rd International Conference on Knowledge Representation and Reasoning*, 165–176. San Mateo, CA: Morgan Kaufmann, 1992.

Rector, Alan. "Modularisation of Domain Ontologies Implemented in Description Logics and Related Formalisms Including OWL." In *K-CAP '03: Proceedings of the 2nd International Conference on Knowledge Capture*, 121–128. New York: ACM, 2003.

Rector, Alan, Jeremy Roger, and Thomas Bittner. "Granularity, Scale and Collectivity: When Size Does and Does Not Matter." *Journal of Biomedical Informatics* 39 (2006): 333–349.

Robinson, Peter N., and Sebastian Bauer. *Introduction to Bio-ontologies*. New York: Chapman and Hall/CRC, 2011.

Rodriguez-Pereyra, G. *Resemblance Nominalism: A Solution to the Problem of Universals*. Oxford: Clarendon Press, 2002.

Röhl, Johannes, and Ludger Jansen. "Why Functions Are Not Special Dispositions: An Improved Classification of Realizables for Top-Level Ontologies." *Journal of Biomedical Semantics* 5 (27) (2014): 33–45

Rosenberg, A. *Darwinian Reductionism, or How to Stop Worrying and Love Molecular Biology*. Chicago: University of Chicago Press, 2006.

Rosse, Cornelius, Anand Kumar, Jose Leonardo V. Mejino, Daniel L. Cook, Landon T. Detwiler, and Barry Smith. "A Strategy for Improving and Integrating Biomedical Ontologies." In *Proceedings of the AMIA Symposium*, 639–643. Washington, DC: AMIA, 2005.

Rosse, Cornelius, and Jose L. V. Mejino Jr. "The Foundational Model of Anatomy Ontology." In *Anatomy Ontologies for Bioinformatics: Principles and Practice*, vol. 6, ed. Albert Burger, Duncan Davidson, and Richard Baldock, 59–117. Berlin: Springer, 2008.

Rosse, Cornelius, and Jose L. Mejino Jr. "A Reference Ontology for Biomedical Informatics: The Foundational Model of Anatomy." *Journal of Biomedical Informatics* 36 (2003): 478–500.

Scheuermann, Richard H., Werner Ceusters, and Barry Smith. "Toward an Ontological Treatment of Disease and Diagnosis." In *Proceedings of the 2009 AMIA Summit on Translational Bioinformatics*, 116–120. Washington, DC: AMIA, 2009.

Schober, Daniel, Barry Smith, Suzanna E Lewis, Waclaw Kusnierczyk, Jane Lomax, Chris Mungall, Chris F Taylor, Philippe Rocca-Serra, and Susanna-Assunta Sansone. "Survey-Based Naming Conventions for use in OBO Foundry Ontology Development." BMC Bioinformatics 10 (125) (2009).

Schulz, Stefan, Laszlo Balkanyi, Ronald Cornet, and Olivier Bodenreider. "From Concept Representations to Ontologies: A Paradigm Shift in Health Informatics?" *Healthcare Informatics Research* 19 (4) (2013): 235–242.

Schulz, Stefan, Anand Kumar, and Thomas Bittner. "Biomedical Ontologies: What *part-of* Is and Isn't." *Journal of Biomedical Informatics* 39 (3) (2006): 350–361.

Schwarz, Ulf, and Barry Smith. "Ontological Relations." In *Applied Ontology: An Introduction*, ed. Katherine Munn and Barry Smith, 219–234. Frankfurt: Ontos Verlag, 2008.

Searle, John. *The Construction of Social Reality*. New York: The Free Press, 1997.

Seppälä, Selja, Barry Smith, and Werner Ceusters. "Applying the Realism-Based Ontology Versioning Method for Tracking Changes in the Basic Formal Ontology." In *Formal Ontology in Information Systems: Proceedings of FOIS 2014*, 227–240. Amsterdam: IOS Press, 2014.

Shaw, Marianne, Landon T. Detwiler, James F. Brinkley, and Dan Suciu. "Generating Application Ontologies from Reference Ontologies." *Proceedings, American Medical Informatics Association Fall Symposium* (2008): 672–676.

Sider, Ted. *Four-Dimensionalism: An Ontology of Persistence and Time*. Oxford: Oxford University Press, 2005.

Silberstein, M., and J. McGeever. "The Search for Ontological Emergence." *Philosophical Quarterly* 49 (1999): 201–214.

Simons, Peter. "Particulars in Particular Clothing: Three Trope Theories of Substance." *Philosophy and Phenomenological Research* 54 (1994): 553–575.

Simons, Peter. "Continuants and Occurrents." *Proceedings of the Aristotelian Society* 74 (2000): 59–75.

Simons, Peter. "Faces, Boundaries, and Thin Layers." In *Certainty and Surface in Epistemology and Philosophical Method*, Problems in Contemporary Philosophy, vol. 32, 87–99. Lewiston, NY: Mellen Press, 1991.

Simons, Peter. *Parts: A Study in Ontology*. Oxford: Oxford University Press, 1997.

Simons, Peter. "Real Wholes, Real Parts: Mereology without Algebra." *Journal of Philosophy* 103 (5) (2006): 597–613.

Smith, Barry. "Against Fantology." In *Experience and Analysis*, ed. M. Reicher and J. Marek, 153–170. Vienna: Hölder-Pichler-Tempsky, 2005.

Smith, Barry. "Against Idiosyncrasy in Ontology Development." In *Formal Ontology and Information Systems: Proceedings of the Sixth International Conference (FOIS 2006)*, ed. B. Bennett and C. Fellbaum, 15–26. Amsterdam: IOS Press, 2006.

Smith, Barry. "The Benefits of Realism: A Realist Logic with Applications." In *Applied Ontology: An Introduction*, ed. Katherine Munn and Barry Smith, 109–124. Frankfurt: Ontos Verlag, 2008.

Smith, Barry. "Beyond Concepts: Ontology as Reality Representation." In *Formal Ontology in Information Systems: Proceedings of the Fourth International Conference (FOIS 2004)*, ed. Achille C. Varzi and Laure Vieu, 31–42. Amsterdam: IOS Press, 2004.

Smith, Barry. "Biometaphysics." In *Routledge Companion to Metaphysics*, ed. Robin Le Poidevin, Peter Simons, Andrew McGonigal, and Ross P. Cameron, 537–544. New York: Routledge, 2009.

Smith, Barry. "Boundaries: An Essay in Mereotopology." In *The Philosophy of Roderick Chisholm*, ed. Lewis Hahn, 534–561. LaSalle: Open Court, 1997.

Smith, Barry. "Classifying Processes: An Essay in Applied Ontology." *Ratio* 25 (4) (2012): 463–488.

Smith, Barry. "The Logic of Biological Classification and the Foundations of Biomedical Ontology." In *Invited Papers from the 10th International Conference in Logic Methodology and Philosophy of Science*, ed. Dag Westerståhl, 505–520. London: King's College Publications, 2005.

Smith, Barry. "Mereotopology: A Theory of Parts and Boundaries." *Data & Knowledge Engineering* 20 (1996): 287–303.

Smith, Barry. "New Desiderata for Biomedical Ontologies." In *Applied Ontology: An Introduction*, ed. Katherine Munn and Barry Smith, 84–107. Frankfurt: Ontos Verlag, 2008.

Smith, Barry. "On Classifying Material Entities in Basic Formal Ontology." In *Interdisciplinary Ontology (Proceedings of the Third Interdisciplinary Ontology Meeting)*, ed. Barry Smith, Riichiro Mizoguchi, and Sumio Nakagawa, 1–13. Tokyo: Keio University Press, 2012.

Smith, Barry. "On Substances, Accidents and Universals: In Defence of a Constituent Ontology." *Philosophical Papers* 26 (1997): 105–127.

Smith, Barry. "Ontology." In *Blackwell Guide to the Philosophy of Computing and Information*, ed. Luciano Floridi, 155–166. Oxford: Blackwell, 2003.

Smith, Barry. "Ontology (Science)." In *Ontology in Information Systems, Proceedings of the Fifth International Conference* (FOIS 2008), ed. C. Eschenbach and M. Gruninger, 21–35. Amsterdam: IOS Press, 2008.

Smith, Barry. Fiat Objects. *Topoi* 20 (2001): 131–148.

Smith, Barry, and Achille Varzi. "The Niche." *Noûs* 33 (2) (1999): 198–222.

Smith, Barry, and Achille Varzi. "Fiat and Bona Fide Boundaries." *Philosophy and Phenomenological Research* 60 (2000): 401–420.

Smith, Barry, and Achille Varzi. "Surrounding Space: The Ontology of Organism-Environment Relations." *Theory in Biosciences* 121 (2002): 139–162.

Smith, Barry, Michael Ashburner, Cornelius Rosse, Jonathan Bard, William Bug, Werner Ceusters, Louis J. Goldberg, Karen Eilbeck, Amelia Ireland, and Christopher J. Mungall, The OBI Consortium, Neocles Leontis, Philippe Rocca-Serra, Alan Ruttenberg, Susanna-Assunta Sansone, Richard H Scheuermann, Nigam Shah, Patricia L. Whetzel, and Suzanna Lewis. "The OBO Foundry: Coordinated Evolution of Ontologies to Support Biomedical Data Integration." *Nature Biotechnology* 25 (11) (November 2007): 1251–1255.

Smith, Barry, and Berit Brogaard. "A Unified Theory of Truth and Reference." *Logique et Analyse* 43 (169–170) (2003): 49–93.

Smith, Barry, and Werner Ceusters. "Ontological Realism: A Methodology for Coordinated Evolution of Scientific Ontologies." *Applied Ontology* 5 (3–4) (2010): 139–188.

Smith, Barry, and Werner Ceusters. "Strategies for Referent Tracking in Electronic Health Records." *Journal of Biomedical Informatics* 39 (3) (June 2006): 362–378.

Smith, Barry, Werner Ceusters, and Rita Temmerman. "Wüsteria." *Studies in Health Technology and Information* 116 (2005): 647–652.

Smith, Barry, and Werner Ceusters. "Towards Industrial Strength Philosophy: How Analytical Ontology Can Help Medical Informatics." *Interdisciplinary Science Reviews* 28 (2003): 106–111.

Smith, Barry, Werner Ceusters, Bert Klagges, Jacob Köhler, Anand Kumar, Jane Lomax, Chris Mungall, Fabian Neuhaus, Alan L. Rector, and Cornelius Rosse. "Relations in Biomedical Ontologies." *Genome Biology* 6 (5) (2005). doi:10.1186/gb-2005-6-5-r46. Accessed September 25, 2014.

Smith, Barry, Werner Ceusters, and Rita Temmerman. "Wüsteria." *Studies in Health Technology and Informatics* 116 (2005): 647–652.

Smith, Barry, and Pierre Grenon. "The Cornucopia of Formal Ontological Relations." *Dialectica* 58 (2004): 279–296.

Smith, Barry, and Bert Klagges. "Bioinformatics and Philosophy." In *Applied Ontology: An Introduction*, ed. Katherine Munn and Barry Smith, 21–38. Frankfurt: Ontos Verlag, 2008.

Smith, Barry, Jacob Köhler, and Anand Kumar. "On the Application of Formal Principles to Life Science Data: A Case Study in the Gene Ontology." In *Proceedings of Data Integration in the Life Sciences (DILS 2004)*, ed. Erhard Rahm, 79–94. Dordrecht: Springer, 2004.

Smith, Barry, and Anand Kumar. "On Controlled Vocabularies in Bioinformatics: A Case Study in the Gene Ontology." *BIOSILICO: Drug Discovery Today* 2 (2004): 246–252.

Smith, Barry, and Anand Kumar. "On Controlled Vocabularies in Bioinformatics: A Case Study in the Gene Ontology." *BIOSILICO: Drug Discovery Today* 2 (2004): 246–252.

Smith, Barry, Anand Kumar, and Thomas Bittner. "Basic Formal Ontology for Bioinformatics." IFOMIS Reports, 2005. Accessed December 14, 2014. http://philpapers.org/rec/KUMIR.

Smith, Barry, Waclaw Kusnierczyk, Daniel Schober, and Werner Ceusters. "Towards a Reference Terminology for Ontology Research and Development in the Biomedical Domain." In *Proceedings of the 2nd International Workshop on Formal Biomedical Knowledge Representation* (KR-MED 2006), vol. 222, ed. Olivier Bodenreider, 57–66. Baltimore, MD: KR-MED Publications, 2006. Accessed December 17, 2014. http://www.informatik.uni-trier.de/~ley/db/conf/krmed/krmed2006.html.

Smith, Barry, and Achille Varzi. "Surrounding Space: The Ontology of Organism-Environment Relations." *Theory in Biosciences* 121 (2002): 139–162.

Smith, Barry, Lowell Vizenor, and Werner Ceusters. "Human Action in the Healthcare Domain: A Critical Analysis of HL7's Reference Information Model." In *Johanssonian Investigations: Essays in Honour of Ingvar Johansson on His Seventieth Birthday*, ed. Christer Svennerlind, Jan Almäng, and Rögnvaldur Ingthorsson, 554–573. Berlin/New York: de Gruyter, 2013.

Stroll, Avrum. *Surfaces*. Minneapolis: University of Minnesota Press, 1988.

Swiderski, Edward. "Some Salient Features of Ingarden's Ontology." *Journal of the British Society for Phenomenology* 6 (2) (May 1975): 81–90.

U.S. Army. "Joint Doctrine Hierarchy." n.d. Accessed August 5, 2014. http://usacac.army.mil/cac2/doctrine/CDM%20pages/cdm_joint%20heirarchy.html.

U.S. Department of Health and Human Services. "Development of Software and Analysis Methods for Biomedical Big Data in Targeted Areas of High Need (U01)." 2014. Accessed August 25, 2014. http://grants.nih.gov/grants/guide/rfa-files/RFA-HG-14-020.html.

van Harmelen, Frank. "Web Ontology Language: OWL." In *Handbook on Ontologies*, ed. Steffan Staab and Rudi Studer, 91–110. Berlin: Springer, 2009.

Van Heijst, G., A. T. Schreiber, and B. J. Wielinga. "Using Explicit Ontologies in KBS Development." *International Journal of Human–Computer Studies* 45 (1996): 183–192.

Varzi, Achille. "Boundaries, Continuity, and Contact." *Noûs* 31 (1997): 26–58.

Vogt, Lars. "Spatio-Structural Granularity of Biological Material Entities." *BMC Bioinformatics* 11 (2010): 289.

Vogt, Lars, Peter Grobe, Björn Quast, and Thomas Bartolomaeus. "Accommodating Ontologies to Biological Reality—Top-Level Categories of Cumulative-Constitutively Organized Material Entities." *PLoS ONE* 7 (1) (2012): e30004.

Vogt, Lars, Peter Grobe, Björn Quast, and Thomas Bartolomaeus. "Fiat or Bona Fide Boundary—A Matter of Granular Perspective." *PLoS ONE* 7 (12) (2012): e48603.

Vogt, Lars, Peter Grobe, Björn Quast, and Thomas Bartolomaeus. "Top-Level Categories of Constitutively Organized Material Entities—Suggestions for a Formal Top-Level Ontology." *PLoS ONE* 6 (4) (2011): e18794. doi:10.1371/journal.pone.0018794.

Wakefield, Jerome C. "Biological Function and Dysfunction." In *Handbook of Evolutionary Psychology*, ed. David M. Buss, 878–902. New York: Wiley, 2005.

Zemach, Eddy. "Four Ontologies." *Journal of Philosophy* 23 (1970): 231–247.

Zhou, Yujiao, Bernardo Cuenca Grau, Ian Horrocks, Zhe Wu, and Jay Banerjee. "Making the Most of Your Triple Store: Query Answering in OWL 2 Using an RL Reasoner." In *Proceedings of the 22nd International Conference on World Wide Web (WWW 2013)*, ed. Ian Horrocks, 1569–1580. London: Elsevier, 2013.

基本形式化本体结构图

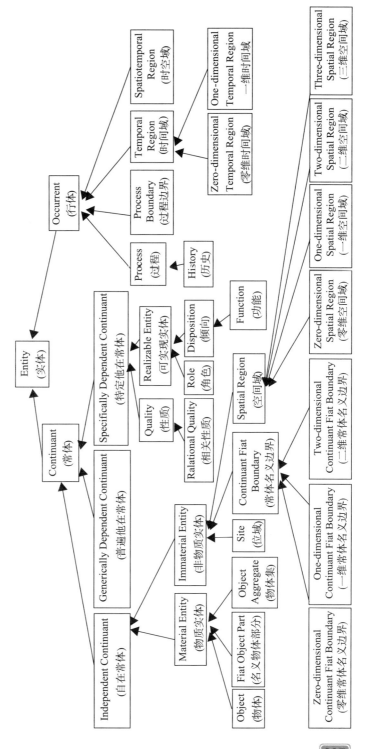